PARA MORRER COMO UM PASSARINHO

© Daniel Dornelas, 2024
© Oficina Raquel, 2024

Editores
Raquel Menezes e Jorge Marques

Revisão
Oficina Raquel

Assistente editorial
Philippe Valentim

Capa, projeto gráfico e diagramação
Paulo Vermelho

Estagiária
Nicole Bonfim

DADOS INTERNACIONAIS PARA
CATALOGAÇÃO NA PUBLICAÇÃO (CIP)

D713p Dornelas, Daniel.
      Para morrer como um passarinho : histórias reais de amor, cuidado e redenção no fim da vida / Daniel Dornelas. – Rio de Janeiro : Oficina Raquel, 2024.
      136 p. ; 18 cm.

      ISBN 978-85-9500-111-4

      1. Atitude frente à morte 2. Doentes terminais
3. Assistência terminal I. Título.

CDD 155.937

Bibliotecária: Ana Paula Oliveira Jacques / CRB-7 6963

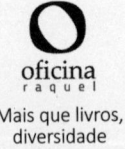

Mais que livros,
diversidade

R. Santa Sofia, 274
Sala 22 - Tijuca, Rio de Janeiro - RJ, 20540-090
www.oficinaraquel.com
oficina@oficinaraquel.com
facebook.com/Editora-Oficina-Raquel

PARA MORRER COMO UM PASSARINHO

Histórias reais de amor, cuidado e redenção no fim da vida

DANIEL DORNELAS

Para todas as pessoas que aproveitaram
cada segundo de suas vidas, em especial
Sara Xavier e Elenice Teixeira.

Eu sinto vocês comigo.

"A gente morre é para provar que viveu."

João Guimarães Rosa

Sumário

APRESENTAÇÃO 11
PREFÁCIO 15
   1. "EU QUERO MORRER AQUI, DOTÔRA" 17
   2. AMOR LÚCIDO 21
   3. PARA AS COISAS MUDAREM 23
   4. BOA DEMAIS 27
   5. PALIATIVOS PARA QUEM? 30
   6. TUDO PARA FAZER 34
   7. "VOVÔ VAI PRO CÉU" 36
   8. PRESENTE EM TODOS OS SENTIDOS 39
   9. PEQUENOS MILAGRES FLORESCENDO POR TODA PARTE 43
   10. NO CONTROLE ATÉ A ÚLTIMA CURVA 48
   11. ALÉM DOS VOTOS DE CASAMENTO 50
   12. QUAL A DOSE DE MORFINA PARA ALIVIAR A DOR DE UM TIROTEIO? 54
   13. UM ÚLTIMO RECOMEÇO 56
   14. CUIDA-DOR 59
   15. PALIAR 63
   16. APESAR DE "A GENTE COMBINAMOS DE NÃO MORRER" 66
   17. PASSAGEIRA 71
   18. ALÍVIO IMEDIATO 76
   19. CUIDAR DE GENTE ATÉ A LINHA DE CHEGADA 79
   20. SEM PRESSA PARA IR EMBORA 83
   21. REDENÇÃO 87
   22. TODA CHAMA MERECE SER PROTEGIDA DO VENTO 91
   23. PILOTO DE FÓRMULA PALIATIVA 94
   24. A MORTE É COMPANHEIRA 98
   25. "ESTADO DE GRAÇA" 102
   26. QUANTO VALE UMA VIDA? 105
   27. PALI(ATIVO) NO AMOR 107
   28. CONSPIRAÇÃO DO SILÊNCIO 109
   29. "EU TÔ PRONTO" 114
   30. POSSO CURTIR UM PAGODE? 117
   31. A BELEZA QUE TRANSCENDE O FÍSICO 120
   32. BÊNÇÃO 123
   33. DOIS PÁSSAROS EM DIREÇÃO AO INFINITO 126
POSFÁCIO 130
AGRADECIMENTOS 132

APRESENTAÇÃO

Cresci ouvindo meu avô dizer: "Eu quero morrer como um passarinho, sem fazer barulho". Essa afirmação era a única coisa que falavam comigo sobre a morte. Qualquer tentativa que eu fizesse de puxar assunto para sanar minha curiosidade era repreendida com "Vira essa boca pra lá, menino!" ou "Bate na madeira, falar de morte atrai ela pra casa da gente!".

Como toda criança curiosa, eu desejava entender o que era a morte. Eu sabia que meus bisavós não conviviam comigo porque morreram anos antes de eu nascer, no entanto, "morrer" não fazia nenhum sentido. Seria simplesmente deixar de existir? Por quê?

Aos oito anos, encontrei a morte pela primeira vez. Eu me despedi de minha avó paterna em uma tarde de maio. Durante a noite, acordei com o telefone tocando. Minha mãe atendeu e disse: "Então não teve jeito mesmo? Meu Deus..."

Naquela madrugada eterna, ninguém respondeu às minhas perguntas. Recebi alguns abraços e fui pescando as frases ditas pelas tias entre soluços de choro. Vovó Nair havia morrido. Então ela não voltaria mais para casa. Nada de balinhas pela manhã, nem dar canjiquinha aos canarinhos ou chupar as laranjas que ela descascava para mim antes de eu ir para a escola.

Aconteceu que ela voltou para casa, mas não no carro do meu pai. Vovó voltou dentro de um caixão, em um carro diferente. Quando montaram a estrutura do velório na sala e retiraram a tampa, fiquei confuso. Meus primos sentiram medo de se aproximar logo no início, eu não. O motivo? Ela não parecia estar morta, apenas dormindo profundamente. Pensei que se tocasse sua mão, ela acordaria. Não aconteceu. Então eu chorei.

Chorei muito.

Nesse momento, minha mãe falou ao pé do ouvido: "Vó Nair foi morar com Deus". Eu descobri a finitude da vida e passei a considerar a morte algo ruim que vem para destruir a felicidade. A morte era a vilã da história.

Os anos seguintes foram difíceis. Tinha medo de ficar sozinho, de perder meus pais, meu irmão e os outros avós. Além disso, comecei a conviver com a culpa de não ter dito "eu te amo" a ela quando me despedi naquela sexta-feira. Mais errado que isso, para mim, só a atitude de Deus de levar a minha avó. A situação piorou ainda mais quando passei a sentir que Deus queria levar mais alguém que eu amava.

Davi, meu irmão gêmeo, foi uma pessoa com deficiência. Nascemos em 31 de dezembro de 2001, mas, por um erro médico, faltou oxigênio em seu cérebro, o que gerou consequências no seu desenvolvimento neurológico. Quando criança, era difícil para mim compreender o porquê de nós dois não podermos ir à escola juntos, correr e nem mesmo conversar como outros irmãos faziam.

As internações de Davi eram frequentes e, depois que vovó partiu, entendi que sua saúde era frágil. Assim, cada hospitalização era um desafio para mim. Deixava de comer, emagrecia muito e só sabia chorar. Tudo isso era medo de que meu irmão também me deixasse aqui.

O medo da morte de meus familiares e amigos me acompanhou por toda a vida. Eu cresci, vi a morte de perto outras vezes e entrei na faculdade de Medicina com a intenção de ser o super-herói que luta contra ela – a maior vilã de todos os tempos.

O jogo virou logo no primeiro ano, quando tive a primeira experiência no Serviço de Atenção Domiciliar de Caratinga, o SAD. Ver pacientes com doenças ameaçadoras da vida recebendo cuidados paliativos em suas casas foi, de cara, um choque! Médicos, enfermeiros, fisioterapeutas, psicólogos, nutricionistas e assistentes sociais atendiam pacientes oncológicos sem tratar o câncer. O foco da equipe não era a doença, nem evitar a morte.

Antes da Medicina, eu encarava a morte apenas quando alguém próximo falecia. Depois do SAD, passei a estar perto dela todos os dias em que acompanhava os atendimentos de André, Igor e Mônica, meus professores e médicos paliativistas. Conviver com pessoas em terminalidade me alertou para o hoje, o agora! Eu não imaginava que a morte me ensinaria tanto sobre a vida.

O SAD faz parte do Programa Melhor em Casa, do Governo Federal. É completamente financiado pelo SUS e favorece o sistema de saúde como um todo. Além da redução de gastos, ele ajuda a desocupar leitos hospitalares e oferece cuidados paliativos aos pacientes que têm indicação.

Se cuidar é um ato de amor ao paciente, oferecer cuidados paliativos é amar todas as pessoas envolvidas no contexto de terminalidade. Cuidado paliativo é aliviar o **sofrimento** humano, tratar a dor – seja ela física, espiritual, social, psicológica ou existencial – e melhorar a qualidade de vida até o último suspiro.

Cada história que você vai ler me ensinou algo diferente. Eu senti tantas coisas enquanto escutava, observava e escrevia esses relatos... Amor, esperança, empatia e perdão vão fazer você rir, chorar e arrepiar, pelo menos foi o que aconteceu comigo.

Meses antes da publicação deste livro, quando já havia encerrado a escrita, Davi morreu. A dor do luto é inevitável e a sinto como qualquer outro ser humano, mas o apego ao que vivemos por 22 anos me ajuda a seguir pelo caminho que trilhamos juntos.

Eu, que tanto temi a morte, precisei encará-la dentro de minha casa e sei o quanto as histórias que narro aqui serviram de amparo. Compreender a finitude humana é transformador.

Para morrer como um passarinho foi escrito com a intenção de cuidar de feridas que muitas vezes fingimos não ter: o medo do fim e a angústia do luto. Por isso, aqui dentro há mais sentimentos que jargões médicos. Como escritor e futuro profissional de saúde, quero levar informação de um jeito simples para o maior número de pessoas possível.

Eu sei que o título do livro pode causar algum estranhamento. Talvez, você tenha até achado graça nas possibilidades terríveis de morte que uma ave pode ter. No entanto, hoje, quando penso em "morrer como um passarinho", imagino logo o conforto de quem pode morrer ao lado de quem ama, no tempo certo e sem dor. Do jeito que os pacientes atendidos pelo SAD morrem.

Boa leitura!

PREFÁCIO

Daniel é um passarinho.

É por isso que ele escreve este livro: fala, canta, voa e chora com a verdade de um ser que dissemina vida, deixando suavemente repousar as sementes do amor em meio ao mais basal cotidiano de cuidado. Como um joão-de-barro, constrói a casa do amparo e recolhe o que os outros podem achar que é resto: folhas de histórias, pedras de sofrimento da alma, barro de lágrima invisível. Em Daniel, a Medicina não é o fim, mas o meio: é o instrumento para ele realizar o real clamor de sua alma, que é habitar a vida fazendo companhia para qualquer estado humano de necessidade de abrigo. Como um beija-flor, ele traz em si a beleza, mas faz o seu trabalho de nutrir com precisão. Há uma ética de passarinho no cuidado que ele vai ensinar o leitor a ter aqui, neste livro. E a melhor notícia: você não precisa ser profissional da Medicina ou sequer desejar sê-lo. Este é um livro para todos nós, seus leitores, aprendermos a ética de passarinhar pelo humano: visitar o chão, cantar o ar, alimentar a vulnerabilidade, proteger quando chega a tempestade da dor, fazer silêncio quando for a hora, cantar ou sorrir quando isso também puder ser remédio.

Nas asas de Daniel, eu me convidei a voar pelas páginas que se seguem. Tornei-me um passarinho, repousando na janela, observando-o cuidar das pessoas que lhe apareceram com suas histórias que ele, sabiamente, quis escutar. Há médicos, como Daniel, que não se restringem a diagnosticar, operar, medicar, sentenciar e se distanciar do paciente com uma mesa que os protege de sentir. Há muitos médicos como ele (eu conheço inúmeros) que subvertem a lógica médica de uma formação tecnocrática e se disponibilizam a uma experiência de real cuidado. Cuidar é ter tempo de conhecer a história humana, enquanto o quadro daquela pessoa vai sendo compreendido. Cuidar é desentender alguém como sendo apenas um paciente, é ofertar-lhe a condição de gente que sente, que pode contar de si, que pode compartilhar desejos e co-construir decisões que entrarão no prontuário como parte do seu inegável direito à autonomia. Eu fui passarinhar pelas histórias de Daniel neste livro, e quero contar antecipadamente o que vi.

Eu vi um humano raro, cujos olhos trazem um misto de ternura, cansaço, agonia e esperança. É com esses olhos, feridos pela inegável ambivalência de estarmos vivos, que ele atende as pessoas. Daniel descobriu muito cedo o segredo de cuidar: é deixar cair no chão o palanque egóico do poder médico. É fazer da consulta um espaço e um tempo para conhecer alguém que, por acaso, está em sofrimento. É querer transformar a curiosidade em aprendizado, é saber que pode aprender mais do que sanar. Daniel desveste o jaleco branco e coloca no seu lugar um manto que se assemelha a um cobertor para a alma. Quando o paciente o vê, sente aquecer seus espantos e medos. Daniel o convida para uma cabaninha onde não há espaço para solidões. Ali, da janela, eu me emocionei muitas vezes com as histórias que ele me contou. É um alento para minhas asas grisalhas saber que um médico como ele está iniciando sua carreira deixando já este legado, pulverizando amor pelo caminho.

Daniel não sabe, mas ele me ajudou a experimentar o estado de passarinho. Eu espero que você possa se aninhar a ele, nessa leitura, como quem gorjeia o inevitável canto de existir.

Alexandre Coimbra Amaral
Psicólogo, escritor e podcaster

01

"EU QUERO MORRER AQUI, DOTÔRA"

Um. Dois. Três. Quatro. Cinco... Mais um degrau. Outro. Escada estreita, sem corrimão. A equipe jovem chegou ao topo sem ar.

Dessa vez, o "ô de casa, bom dia!" foi seguido por uma pergunta: "você me arruma um copo de água, por favor?"

Se o desconforto de subir as escadas deixava a médica e os estagiários sem fôlego, imagine o sofrimento de Dona Ana, uma mulher com mais de nove décadas de vida que não conseguia andar.

A casa no alto do morro era simples e aconchegante. O cheiro de comida boa inundava o lar da bisavó quase centenária que estava sendo cuidada por suas filhas e netas.

– Ei, Dona Ana! Eu falei que iria embora, mas que voltava, né? Hoje eu trouxe companhia! – disse a médica apontando para mim e outros três colegas vestidos de branco. – Como a senhora está?

– Eu tô bem, dotôra. Não sinto dor – respondeu a paciente com um sorriso no rosto.

– E está se alimentando bem?

– Ah, bem demais! – Considerando o cheiro do almoço que vinha da cozinha, a resposta fazia todo sentido. Sorrimos.

Dona Ana estava em um quarto claro, ao lado de uma janela. Na parede, um quadro com fotos 3x4 de cada um de seus familiares. Ao alcance de suas mãos, um pequeno sino que a família ofereceu para que ela chamasse caso precisasse de algo.

– Dona Ana, o que nós podemos fazer pela senhora hoje?

– Ô, dotôra – sorriu –, só me deixa quietinha aqui em casa.

A médica concordou com a cabeça, como se já previsse aquela resposta.

– Conta para os meninos como foi a última internação no hospital, Dona Ana.

A paciente direcionou o olhar para nós e disse de forma clara.

– Foi ruim demais. Ser furada o tempo inteiro, ficar longe das pessoas que eu amo. Eu quero morrer aqui, dotôra. No meu lugar, perto da minha família.

Aquela não era a primeira conversa de Dona Ana com a equipe sobre os cuidados que desejava receber durante a vida. O seu desejo era claro e precisava ser respeitado.

Após os exames físicos e as orientações de rotina, fomos para a varanda da casa conversar com a família.

– Entramos em contato com o especialista que atende a mãe de vocês. Considerando o quadro clínico e exames feitos anteriormente, é provável que ela tenha mieloma múltiplo, uma espécie de câncer que enfraquece os ossos. Por isso ela perdeu a capacidade de andar.

As quatro filhas se entreolharam.

– O especialista indicou um exame que pode ser feito em um hospital para confirmar o diagnóstico. A partir disso, seria possível prescrever alguns medicamentos que poderiam ajudar no controle da doença. No entanto, não há cura. Ela está tranquila, sem dor. O que vocês pensam a respeito?

– Nossa mãe disse que está certa de sua salvação quando partir. Ela não quer sair de casa, ser internada no hospital, nem passar por nada invasivo. Nós vamos respeitar, né?

A fala da mulher que estava sentada em um sofá de frente para a médica foi firme. As outras três irmãs presentes concordaram.

Naquele momento, a vontade de Dona Ana foi registrada no prontuário. Ela receberia cuidados paliativos até o momento de sua morte. Em casa, ao lado de quem realmente importava, no tempo certo, como deve ser.

Se a morte é a única certeza que a vida nos dá, é preciso naturalizar a finitude humana e atenuar o sofrimento. O cuidado vai além das paredes de um hospital. Prova disso é que Dona Ana ganhou um ano feliz de vida longe dos exames invasivos e dos rostos desconhecidos.

Perto dos seus, ela garantiu bem-estar, viveu e morreu melhor em casa.

SE A MORTE É A ÚNICA CERTEZA QUE A VIDA NOS DÁ, É PRECISO NATURALIZAR A FINITUDE HUMANA E ATENUAR O SOFRIMENTO.

02
AMOR LÚCIDO

O edifício Maria Lina é famoso na cidade por ter sido o primeiro a instalar um elevador. É comum ouvir relatos de pessoas que visitavam o prédio localizado em uma das ruas mais movimentadas apenas para conhecer o que anos atrás representava uma grande modernidade. Os corredores icônicos, dignos de filmes de terror, levam a bons apartamentos. Em um deles, morava Seu Miguel.

Fragilizado pelo avanço da doença de Parkinson, seus dias tornaram-se iguais diante da necessidade de cuidadores em tempo integral. Acamado, cardiopata, e com várias internações hospitalares por problemas pulmonares no currículo, Seu Miguel foi admitido no SAD aos 86 anos.

Nos encontros com a equipe, ele interagia pouco. Após a piora do quadro de saúde, segundo a filha, passou a ser um homem de poucas palavras que vivia entre a lucidez e a demência.

A localização das residências influencia diretamente na saúde dos doentes. Por morar no centro e ter uma vista para o grande ipê roxo da Praça Dom Pedro II, Seu Miguel ouvia todos os anúncios feitos através de carros de som. Assim, quando um circo foi anunciado na cidade, o prejuízo na memória não evitou que boas recordações surgissem.

A locução iniciada com o célebre vocativo "respeitável público" roubou a atenção de Seu Miguel:

– Me ajuda a levantar? – pediu a uma das cuidadoras.

– Por quê, Seu Miguel? Tá tudo bem? – respondeu surpresa.

— Para ir ao circo.
— Mas o senhor gosta de circo? – indagou.
— Eu não, mas a Gigi ama.

Dona Gigi, esposa de Seu Miguel, morreu há onze anos. O tempo passou, mas o amor por ela continua firme. Os lapsos de memória não impedem que o amor seja lúcido.

03
PARA AS COISAS MUDAREM

– Ô de casa, é o SAD! – Chamar assim na porta das casas era o meu prazer pessoal. Mesmo sendo apenas estagiário voluntário, eu me sentia parte daquela equipe.

Uma mulher de pele negra, com um vestido amarelo, nos recebeu. O seu sorriso dizia um "bom dia" meigo e sincero. Rosa era tão flor quanto a mãe, Dona Margarida.

– Que bão que cêis vieram. Pode entrar, minha mãe tá no quarto.

A casa simples, com piso de madeira antiga e grandes janelas verdes, estava apertada entre os prédios que começavam a crescer no bairro. Nela, moravam Dona Margarida, a filha, o genro e o neto.

– Oi, Dona Margarida! Como a senhora tá? – perguntei.

– Tô boa não, meu fí. Num drumi quase nada.

– A senhora ficou com dor? – questionei, pensando que os opióides talvez estivessem sendo insuficientes para segurar as dores causadas pelo câncer invasivo.

– Nada. É dá cabeça mesmo.

Dona Margarida havia sido admitida no dia anterior. Meu professor passou todas as informações na véspera e manifestou suas preocupações diante do caso. Nossa paciente perdeu gradativamente sua autonomia e estava insatisfeita com o andamento da vida.

Ainda que estivesse com quase noventa anos, permanecer na cama não fazia parte dos seus planos. O câncer era apenas um capítulo de sua história. Queria levantar e, numa dessas tentativas, caiu e quebrou o braço.

Primeiro, perdeu a vontade de comer. Depois, a capacidade de levar o garfo até a boca. Emagreceu, até chegar à desnutrição. Ficou desidratada. Desenvolveu uma forte pneumonia.

O SAD chegou em uma boa hora para aquela família. Mas, se não fosse pela considerável fila de espera, teria ajudado ainda mais caso tivesse chegado antes da complicação do quadro.

– Dona Margarida, o que mais tá incomodando a cabeça da senhora? Talvez a gente possa ajudar – falou Igor.

– Do jeito que tá, tá ruim demais. Acho que agora só Deus para dar um jeito.

Encostada na porta do quarto, Rosa ouvia a conversa enquanto lágrimas escorriam pelo rosto. Seu filho abraçava as suas pernas como quem diz "tô com você, mãe", mesmo sem saber dizer isso.

De imediato, no nosso primeiro encontro, pensei que tratar a dor física fosse a nossa prioridade. Foi a própria paciente que mostrou a necessidade de tratar uma dor que não passava com morfina.

Na despedida, Rosa nos disse que uma amiga havia lhe dado esperança em dias melhores:

– Ela falou que ocês cuidaram do pai dela até o fim e que não iam deixar minha mãe sofrer. Disse que quando a vaga saísse, eu ia vê as coisa miorar. Tô com fé.

O fato é que do "jeito" que Dona Margarida desejava finalmente chegou. Milagre ou não, aconteceu. Nas semanas seguintes, ela ganhou um pouco de peso, recuperou as forças a ponto de conseguir abraçar algumas visitas e voltou a dormir durante a madrugada.

Tudo nessa vida exige força, inclusive a morte. É preciso ter força para dar o último suspiro, errar as batidas do coração pela última vez e fechar os olhos para sempre. A melhora de Dona Margarida devolveu a ela a qualidade de vida necessária para que se despedisse dos seus.

Até mesmo as flores mais bonitas morrem um dia.

ATÉ MESMO AS FLORES MAIS BONITAS MORREM UM DIA.

04
BOA DEMAIS

Quando entrei na faculdade, a única coisa que eu tinha certeza era de que queria ser médico. Eu ainda não havia aprendido a aferir a pressão, mas amigos e familiares já perguntavam:
– Vai querer especializar em quê?

Então eu respondia algo sobre não ter certeza. Talvez Pediatria, Geriatria, Neurologia, Pneumologia ou Ginecologia. Também pensava que poderia ser um bom cirurgião. Gostava de tudo e a ideia de só cuidar de determinadas partes do corpo ou de pessoas com certas faixas etárias me incomodava.

A medicina de família e comunidade e os cuidados paliativos entraram na minha vida escancarando portas e janelas para uma especialidade que cuidava de gente, independente da idade ou da parte do corpo que dói. Achei ousado demais para mim. Tentei relutar.

Não teve jeito.

Os atendimentos em domicílio proporcionados pelo SAD fizeram meus olhos brilhar. Atendemos gente de todas as idades, pensando no corpo e na mente, de dentro da realidade do paciente, longe do glamour dos consultórios.

Nos encontros proporcionados por esse contexto, conheci Dona Neuza, uma mulher centenária. Aos 106 anos, era cuidada por uma filha – também idosa – que sabia exatamente quando a mãe estava diferente. Foi ela quem notou a sonolência excessiva que tomou conta da senhora.

– Eu não sei o que tá acontecendo, dotô. Ela não tá normal – disse ao meu professor.

Tudo indicava que Dona Neuza havia aspirado saliva para o pulmão, devido a sua dificuldade para engolir, causando uma pneumonia. A conduta ideal foi tomada e torcemos para que ela melhorasse logo.

— Vai demorar para resolver, dotô?

— Em três dias já vai dar para notar o efeito do antibiótico. Nós vamos voltar amanhã para reavaliar, mas você pode ligar se precisar de ajuda. Certo?

O dia seguiu normalmente, sem chamados na casa de Dona Neuza.

Na manhã seguinte, quando entrei em seu quarto, encontrei uma mulher diferente. Não parecia a mesma, de tão mais disposta e alerta que estava.

— Bom dia, Dona Neuza. Como a senhora está?

— Bom demais, graças a Deus!

A filha trazia um sorriso largo no rosto. Comemorava a melhora rápida da mãe.

— Acordou assim hoje. Conseguiu comer um pouco e até perguntou pela Marcinha.

Dona Neuza e Dona Márcia eram muito amigas. Conheciam-se desde a infância, mantiveram contato por toda a vida e então eram atendidas pelo SAD, cada uma em sua residência. Uma com 106 e a outra com 105 anos.

Após puxar assunto, perguntei a Dona Neuza se poderia examiná-la.

— Pode não — respondeu ligeira.

— Não dói nada, Dona Neuza. É rapidinho.

— Eu tô boa, moço. Pode me deixar quietinha.

Manda quem pode, obedece quem tem juízo. Aprendi com meus professores que a autonomia dos pacientes deve ser respeitada, independente da idade.

Para Dona Neuza, não importava a pressão arterial, nem os sons que eu auscultaria em seu peito. Ela já estava boa demais. Isso bastava.

05
PALIATIVOS PARA QUEM?

Certa vez uma amiga me perguntou o que eram cuidados paliativos. Dei a ela a minha melhor resposta e ouvi em troca:

— É para quem já vai morrer mesmo, né?

— Sim, até porque todo mundo que está vivo vai morrer um dia. A diferença é que alguns sabem disso, outros fingem que não.

Há uma ferramenta interessante para ajudar a entender quem precisa de cuidados paliativos. Basta se perguntar: você se surpreenderia se aquele paciente morresse no próximo ano? Se a resposta for "não", possivelmente trata-se de alguém com indicação para receber cuidados paliativos de emergência.

Cuidados paliativos não são sobre idade ou doenças específicas. Eles existem para aliviar o sofrimento de gente viva que vai morrer um dia, como eu e você.

Após uma noite de aulas, ouvi duas professoras que trabalham no SAD comentarem que uma bebê de três meses seria desospitalizada. Ela seria transportada da UTI, na qual tinha ficado desde o dia em que nascera, para casa. O local fora alugado às pressas pelos pais, que moravam na zona rural, e precisariam se adaptar na cidade para cuidar da filha.

— Eu quero ir. Posso?

— Uai, pode, mas vai ser no horário da sua aula de laboratório — respondeu Mônica.

— Eu falto e reponho depois, em outro grupo. Pode ser assim?

— Combina com a Lurdinha então. Ela que tá organizando a transferência.

Conversei com a enfermeira do SAD e consegui uma vaga na ambulância para participar da transferência. Seria uma experiência diferente de tudo o que eu havia vivido na Medicina até então.

No dia seguinte, dentro da UTI pediátrica, eu conheci a Sol. Era uma bebezinha encantadora, ligada a vários monitores que apitavam e diziam o que se passava naquele corpo.

Michelle, uma das fisioterapeutas da equipe, coletava os dados do prontuário junto a Lurdinha, eu conversava com quem tinha ajudado a cuidar da menina nos seus três primeiros meses de vida.

– Ela tem uma febre muito forte de vez em quando, causada pela má formação cerebral.

– Ela é tranquilinha assim o tempo todo? – Apontei para a pequena que dormia chupando uma bolinha de ar feita pela enfermagem com uma luva.

– Não, ela fica muito incomodada às vezes. Chora muito. A gente fica de olho o tempo todo, porque a traqueostomia não deixa o som do choro sair – falou, se referindo ao tubo no pescoço colocado cirurgicamente para facilitar a chegada do ar aos pulmões.

– E a mãe? Como está?

– Agora tá mais tranquila, mas ainda é difícil para ela. Deve estar chegando agora, precisou sair para resolver algumas coisas da transferência.

Quando a mãe chegou, por trás do avental, da touca e da máscara, vi uma mulher animada e insegura ao mesmo tempo. Levaríamos juntos a sua filha para casa, três meses depois do que ela esperava, para uma casa que de fato não era delas. O vestido para a saída da maternidade finalmente seria usado.

Sol nasceu com holoprosencefalia, uma alteração na formação do cérebro que, no seu caso, causava febre e diversas outras repercussões sistêmicas. Há quem diga que é incompatível com a vida, mas há também casos de pessoas que vivem confortavelmente com a síndrome.

Não há regras. Há vida.

Na transferência, as energias se revigoraram.

A mãe sorria.

As enfermeiras da UTI sorriam. O motorista da ambulância, Lurdinha, Michelle e eu também.

Sol foi levada para casa, onde seria cuidada por pais apaixonados, um irmão amoroso e uma equipe disposta a oferecer o melhor cuidado possível.

Quando a peguei no colo pela primeira vez, deixei algumas lágrimas escaparem para debaixo da máscara. Jung, um renomado psiquiatra suíço, disse que é importante conhecer as teorias e dominar todas as técnicas, mas que o essencial é ser apenas uma alma humana ao tocar outra.

Naquele colo, eu via Sol, que nasceu precisando de cuidados paliativos, mas também via Davi, meu irmão gêmeo que viveu 22 anos de forma semelhante. Ali, eu enxergava pacientes de todas as idades que têm indicação de cuidados paliativos, não porque vão morrer, mas, sim, porque merecem uma vida de qualidade, independente do quanto dure, até o fim.

**O ESSENCIAL É
SER APENAS UMA
ALMA HUMANA AO
TOCAR OUTRA.**

06
TUDO PARA FAZER

— Disseram que não tem mais o que fazer por ele, dotôra. Eu tô desesperada! Meu marido tem só 47 anos! Como pode uma coisa dessas?

A angústia daquela mulher era tão real quanto a situação. Com quatro crianças para criar, ouvir as palavras duras de um médico oncologista foi um abalo gigantesco.

Mariano era um homem forte. Pedreiro, trabalhou na empreitada relâmpago que levantou um dos maiores supermercados da região. No entanto, sua construção mais bonita foi feita com a esposa: uma família farta.

Os meninos de 4, 8, 10 e 14 logo perceberam que o pai estava diferente. Poucos meses antes do nosso primeiro encontro, ele perdeu o apetite, passou a acordar molhado de suor, a reclamar de dor e sangue na urina.

Após um episódio de muita dor, foi internado. A primeira tomografia já mostrou que algo estava diferente. O rim estava tomado por um tumor que se multiplicava rapidamente.

Como uma carta fora do baralho, o pedreiro logo foi dispensado pela empresa.

Perdeu a saúde.

Perdeu o emprego.

Perdeu a segurança que tinha no futuro.

Ficou a companhia inseparável da esposa e dos quatro filhos. Prova disso era a cama do casal, que vivia cheia. Os pequenos se revezavam para fazer companhia ao pai e saíam de perto apenas quando a equipe chegava para os atendimentos.

Mariano já estava sendo acompanhado pelo SAD desde que ficara acamado. No entanto, seguia com as viagens para uma cidade vizinha com o objetivo de tratar a doença.

Ao ouvir dos oncologistas que "não havia mais nada a ser feito", ele e a esposa ficaram sem chão. Nos momentos de confusão mental, o pai de família repetia sem parar que estava preocupado com o futuro. Questionei a mim mesmo se ele estava de fato confuso.

Como não se preocupar em morrer e deixar quatro crianças para serem criadas pela mãe?

– Se fosse uma pessoa importante, eles teriam desistido do tratamento, dotôra? Será que teriam? – questionou a esposa entre lágrimas.

Além da tristeza, regressaram à cidade de Caratinga com uma carta na bagagem. Nela, o setor de oncologia do hospital onde Mariano era acompanhado dizia que "diante da situação, a família preferia voltar para casa porque o SAD visitava três vezes por dia e daria apoio enquanto fosse necessário".

Gratos pela confiança depositada na equipe, cada um decidiu dar o seu melhor.

Assim, o SAD fez tudo o que pôde, não pela doença, mas, sim, por Mariano e pelos seus.

Mais uma vez, a enfermidade de uma pessoa tão jovem mexeu com as minhas emoções mais profundas. Mariano despertou em mim a necessidade de valorizar até o ar que respiro.

07
"VOVÔ VAI PRO CÉU"

A depressão é uma invasora que entra em nossas casas e toma conta de tudo. Ela rouba a esperança, destrói sonhos e leva toda a graça das coisas que amamos. É assim com a maior parte das pessoas e não foi diferente com Seu Moacir.

O luto pela esposa, somado ao agravamento de seu próprio quadro de saúde, abriu as portas para a depressão. A família viu um homem alegre e comunicativo tornar-se cada vez mais triste e introspectivo.

A vida cinza de Seu Moacir só voltou a ficar colorida anos depois, com a notícia de que seria avô. Aos 75 anos, ele renasceu no dia do nascimento de Gabriel, seu primeiro neto.

Danem-se a insuficiência cardíaca, a hipertensão e os problemas renais. Os diagnósticos eram detalhes na vida do avô que fazia de tudo para aproveitar cada dia ao lado do pequeno.

Brincavam juntos, assistiam TV, passeavam... se divertiam.

Enquanto Gabriel conhecia o mundo, o avô se despedia.

Existem coisas que a Medicina não explica. Uma delas foi o câncer de pulmão que progrediu rapidamente para os ossos de Seu Moacir, sem histórico familiar para a doença e mesmo nunca tendo colocado um cigarro na boca. Nenhum motivo explicável.

A doença era um fato. A felicidade também.

Na impossibilidade de tratar o câncer, a família decidiu tratar a alma. Marcaram logo um ensaio fotográfico para registrar a parceria entre o avô e o neto.

Sorrisos. Sorrisos e mais sorrisos.

Poucas manhãs depois, Seu Moacir ficou acamado, confuso e dependente de oxigênio. O esforço respiratório preocupava o filho e a nora, que logo buscaram o SAD.

Eu os visitei no segundo dia de internação domiciliar, que também foi o último.

Quando entrei no quarto de Seu Moacir, Gabriel estava sobre a cama, preparado para beijar a testa do avô. Foi um beijo de despedida.

A mãe do menino, emocionada, se aproximou de mim. Ela explicou que, pouco antes de chegarmos, o filho havia procurado os pais e dissera:

– Vovô vai pro céu.

Naquele mesmo dia, aconteceu.

A morte de Seu Moacir foi rápida e tranquila. O neto participou de todo o processo e pôde entender que a morte é apenas mais uma fase da vida. A morte também deve ser bela.

A MORTE TAMBÉM DEVE SER BELA.

08
PRESENTE EM TODOS OS SENTIDOS

O processo de desospitalização após longos períodos de internação costuma ser difícil para o paciente e seus cuidadores. Em alguns casos, é comum que a casa fique diferente e receba uma mobília indesejada, composta por cilindros de oxigênio, cadeiras de roda e de banho. No entanto, voltar para o lar é um marco para o conforto de todos os envolvidos.

A equipe do SAD foi acionada pelo hospital que atendera Seu César durante o mês de agosto. Um homem de 76 anos que tinha toda a autonomia preservada tinha sido internado após uma piora dos problemas cardíacos e renais.

Como eu estava aprendendo a auscultar o coração, André, meu professor, fez questão que eu o acompanhasse na visita:

– Você vai entrevistar e examinar o César. Tenha calma porque ele está um pouco cansado, mas será uma experiência interessante – disse.

Apesar dos livros, *sites*, aplicativos e sistemas de ensino, nada é capaz de ensinar Medicina melhor que o contato com um paciente sob orientação de alguém disposto a ensinar. Aprender e ainda colaborar com a saúde de alguém é sempre bom para ambas as partes.

Subimos uma escada estreita para chegar ao apartamento e fomos recebidos por duas mulheres. A esposa e uma das filhas de Seu César dividiam o cuidado durante aquele dia.

Enquanto André conversava com uma delas na cozinha, a outra me guiou até o quarto onde um homem emagrecido dormia.

— O sono ainda está desregulado. No hospital acordavam ele várias vezes durante a madrugada para avaliar os sinais vitais — contou a filha.

Aproveitei para começar a examiná-lo assim mesmo e fazer o máximo possível sem incomodá-lo. Contei a frequência respiratória, verifiquei a saturação de oxigênio e fiz a inspeção geral. Até ali, tudo certo.

No instante exato em que eu cobri as pernas de Seu César com a manta, seus olhos abriram e um sorriso largo tomou conta de seu rosto.

— Oi, bom dia! Meu nome é Daniel! Sou aluno do SAD. Vim aqui conhecer o senhor.

— Bom dia! Bom te conhecer, Daniel — respondeu com um sorriso ainda mais forte.

Durante toda a conversa, éramos três: Seu José, o sorriso e eu. Falamos sobre a vida, a internação, a recuperação, a doença. Ele sempre estava lá.

— Seu César, o coração está batendo ou tá apanhando? — brinquei.

— Ah... ultimamente tá mais apanhando, hein...

— Será mesmo? Vejo um sorriso tão lindo no seu rosto. Parece que está tudo bem.

— Sabe, menino — fez uma pausa —, apesar de tudo, eu posso dizer que sou feliz.

Após a autorização, comecei a auscultar. De fato, os sons pareciam com aqueles apresentados em sala de aula, mas eram diferentes. Ali havia respiração, sons de carro passando na rua e diálogo na cozinha.

Expliquei ao paciente que eu estava aprendendo. Calmamente, ele disse para não ter pressa porque não sairia daquela cama tão cedo.

Terminei o exame satisfeito. Agradeci e puxei mais assunto:
– Do que o senhor está sentindo mais falta, Seu César?
– Eu queria mesmo voltar a passear na rua.
– O senhor gostava de passear na praça? – perguntei.
– Não. Eu ainda gosto. – respondeu com o mesmo sorriso.
Naquela manhã, eu aprendi muito mais que o exame físico da Medicina. Aprendi sobre a vida. O presente vai além de um tempo verbal.

O PRESENTE VAI ALÉM DE UM TEMPO VERBAL.

09
PEQUENOS MILAGRES
FLORESCENDO POR TODA PARTE

Quando a professora estacionou o carro em frente a uma casa branca no centro da cidade, lembrei o rosto de quem morava ali.

Um ano antes, numa noite de sábado, eu havia passado pelo mesmo portão para conhecer uma paciente recém-admitida no SAD. Frágil, ela sofria com os efeitos adversos da quimioterapia que estava realizando. Lembro que a idosa passou a mão na cabeça, segurou alguns fios de cabelo branco e disse:

– Eu não quero mais fazer esse negócio.

Após examinar e tratar os sintomas, conversamos sobre essa decisão. A mãe, no auge de seus 79 anos, não desejava continuar o tratamento contra o câncer de fígado que se espalhava pelo corpo. A filha, com medo de perdê-la, não aceitava a escolha.

Nada foi resolvido naquela noite. Posteriormente, soube que os problemas gastrointestinais que motivaram o chamado melhoraram e que o diálogo com a família foi intensificado até as sessões de quimio serem definitivamente suspensas.

Depois, não soube mais daquela senhora. A equipe a visitou nos dias em que eu não estagiei. Considerando o estado de saúde de quando a conheci, realmente pensava que ela já não estivesse mais entre nós.

Mas eu me enganei.

Nítocris não só estava viva, como aparentava estar muito melhor que antes. Seu nome ainda dava um nó na minha língua e precisei conferir no prontuário se eu estava pronunciando corretamente.

— Qual a origem do seu nome, Dona Nítocris? — perguntei curioso.

— Papai quem escolheu. É de uma princesa árabe.

Daí em diante, consegui descobrir um pouco mais sobre ela. Apesar do nome, as suas origens eram indígenas. O pai, um homem branco, se casou com uma mulher indígena que conheceu no Mato Grosso, depois de ter fugido de Minas ameaçado de morte.

O quase fim daquele homem foi o início da vida de Nítocris que, aos cinco anos, veio para Caratinga com os pais e a irmã.

— Estou satisfeito por ver a senhora tão melhor que no ano passado.

— Vivo de milagres, meu filho. Uma vez um médico me desenganou. Disse que eu tinha só mais três dias de vida. Já tinha gente se despedindo, aí a minha irmã veio me visitar e fez uma oração forte. Tô aqui ainda.

Aos poucos, entendi que a religião de Dona Nítocris e de sua irmã era diferente de todas as outras que eu conhecia. A doutrina messiânica acredita na purificação física e espiritual através da transmissão de Luz Divina pelas mãos de todos que seguem a fé. Assim, a oração da irmã fez um milagre.

Toda pessoa deve ser cuidada como um todo, incluindo os aspectos físico, emocional, social e espiritual. Ignorar a espiritualidade é deixar parte do paciente de lado e abandonar algo que pode contribuir com a saúde. A ciência já diz que pacientes com laços espirituais fortalecidos têm menos dores crônicas, mantém áreas importantes do cérebro ativas e lidam melhor com a finitude.

Brasileira, nascida no Mato Grosso, criada em Minas Gerais, com nome árabe, origem indígena e religiosidade japonesa. Uma mulher plural.

– Essa religião é tão forte que você não tem nem ideia. Mas está chegando a minha hora, viu? E você vai no meu enterro.

Pela primeira vez fui convidado para um enterro. Mais inusitado que isso era o fato de a pessoa a ser enterrada ainda estar viva.

– Estou igual às flores que ficam ali fora, caminhando para a morte também.

Após a conversa, nos despedimos com um forte abraço que selou o meu compromisso com ela.

Na saída, fiz questão de observar as flores que Dona Nítocris comentou.

Eram orquídeas de várias cores. Estavam lindas. Vivas. Radiantes. Só morreriam após a última flor secar.

Poucos dias antes de finalizar a edição deste livro, Dona Nítocris morreu. Eu cumpri o que prometi a ela. Em uma manhã de sábado, deixei os livros de lado e saí de casa para participar de sua despedida.

Passaram-se nove meses entre o convite e a cerimônia. Tempo suficiente para refletir sobre o significado de estar ali.

No entanto, ainda que eu soubesse quase tudo sobre a saúde de Nítocris, ver seus olhos fechados de forma definitiva me incomodou. Na próxima semana, eu faria uma prova de cirurgia na faculdade. Àquela altura, a avaliação ocupava todos os meus pensamentos, junto ao medo de não saber o suficiente e receber uma nota ruim.

A morte de Dona Nítocris foi um alerta.

Eu, que passava mal com diversos sintomas causados pela ansiedade, precisei de uma pausa. Para quê tanta preocupação?

Bastava que fizesse a minha parte e a vida se encarregaria de acontecer.

Dona Nítocris morreu.

Eu também morrerei.

Voltei para a minha casa pensando que, se aquele sábado fosse o meu último dia de vida, não gostaria de desperdiçá-lo entre medicações para regular o intestino e melhorar a dor de cabeça causada por uma prova.

Passamos tempo demais preocupado com o futuro, quando não temos nenhuma certeza de que ele vai acontecer. Também deixamos de viver o presente para fantasiar a semana que vem, o próximo mês e o ano novo, na expectativa de que o melhor está por vir.

Quem garante?

A cada dia acredito mais nas memórias e nas sementes para outras vidas. Por fim, Dona Nítocris levou suas memórias e deixou sementes para outras vidas.

**A CADA DIA
ACREDITO MAIS
NAS MEMÓRIAS
E NAS SEMENTES
PARA OUTRAS
VIDAS.**

10
NO CONTROLE ATÉ A ÚLTIMA CURVA

– Doutora, estou preocupada com a minha mãe. Não aguento mais ver ela confusa desse jeito. Acho que é culpa desse anti-hipertensivo – desabafou Beatriz.

Eu entendo o seu medo, mas não posso tirar esse remédio agora porque ele ajuda a manter a quantidade de potássio necessária no corpo dela. Se ela parar de tomar, vai diminuir e pode causar uma arritmia cardíaca.

Beatriz era uma pessoa informada, que havia tido a oportunidade de estudar e compreendia a importância daquela conversa. No entanto, o agravamento do câncer da mãe fez com que os episódios de confusão mental piorassem, deixando a filha triste por ver a mãe tão diferente.

– Eu não tô calçando o seu sapato, mas imagino a sua dor. Estamos diante de uma situação delicada. A gente precisa escolher juntas a situação menos desconfortável para a sua mãe. Se eu tiro o remédio, vou adiantar a morte dela – disse Mônica, inclinando seu corpo levemente à frente, estendendo a mão para Beatriz.

– Eu queria que ela fosse igual ao meu pai, que deu um sorriso e foi embora desse mundo... Morreu como um passarinho... Agora ela não fala quase nada, não quer ver as plantas e mal reconhece o que está acontecendo – lamentou a filha.

– Como é que tá isso para você?

– Tá muito ruim. Eu tô cansada – respondeu entre lágrimas.

Beatriz estava exausta. Seu corpo respondia ao sofrimento mental com diversos sintomas físicos, desde manchas na pele até dores difíceis de controlar. Embora tivesse auxílio de cuidadores contratados, preocupava-se com a mãe o tempo inteiro. Instalou câmeras por toda a casa para que pudesse vê-la enquanto trabalhava em sua empresa.

Enquanto Beatriz tentava manter tudo sob controle, quem de fato havia ditado as regras como tudo deveria ser era sua mãe. Dona Leir fez suas diretivas antecipadas de vontade e definiu como gostaria que fosse a caminhada até sua morte. Nada de levá-la para o hospital. Independente do que acontecesse, queria morrer em casa. Medicação venosa durante a noite nem pensar. Sonda para alimentação não era uma possibilidade. Os rituais para sua despedida também foram escolhidos.

Tudo isso Dona Leir escolhera enquanto sua consciência estava intacta. Seus desejos estavam sendo respeitados e assim seria até o fim.

– Vamos um dia de cada vez? A gente volta para reavaliar sua mãe diariamente, para garantir que ela fique bem – disse Mônica.

– O que mais me preocupa agora é a sua saúde. Precisamos cuidar da Beatriz também – comentei.

No fim das contas, a conversa não foi sobre um remédio para a pressão. Na verdade, o anti-hipertensivo era o caminho para chegar ao que mais importava naquele momento: a dor da filha diante do fim de sua mãe.

11
ALÉM DOS VOTOS DE CASAMENTO

— Lembra do Seu Jomar, que visitamos ontem? — Fiz que sim com a cabeça. — A família entrou em contato agora há pouco, parece que ele piorou durante a manhã.

— Ele estava tão ativo ontem, conversou e brincou com a gente. O que você acha que pode ter acontecido? — perguntei.

— O tumor no intestino progrediu nos últimos meses. Uma das filhas me disse que o ajuste da morfina o fez dormir demais, mas que sem a medicação ele gritava de dor. Vamos examinar e entender bem o que está acontecendo – Igor explicou.

Ao nos aproximarmos do portão, fomos recebidos pela mesma bolinha de algodão do dia anterior. Era um cachorro diferente: não latia na chegada; apenas na saída, quando o portão fechava. Não importava a ele avisar aos moradores que alguém estava entrando na casa, mas fazia questão de bagunçar o coreto quando a visita deixava seu território.

Perto das quatro da tarde, a casa de Seu Jomar e Dona Eva estava cheia. As filhas e a esposa rodeavam o leito com faces de preocupação, enquanto o técnico de enfermagem contratado pela família conversava com os outros filhos próximos à porta do quarto.

Com o rosto inchado, uma das filhas nos recebeu. Cumprimentou o meu professor e logo disse o que a incomodava:

— Até a hora do café da manhã ele estava bem. Sorria. Conversava com a gente. Não conseguiu comer, mas estava normal. Deitou no sofá e apagou. Será que é a morfina?

Uma longa conversa sobre a situação do pai seguiu. Logo, a própria família optou por não fazer uso da substância que cortaria o efeito do medicamento, porque sabiam que, se ele acordasse, veriam o seu sofrimento. O tumor já tomara conta do abdome e impedia o fluxo intestinal da forma correta.

A equipe e os familiares estavam alinhados: a prioridade era não deixar Seu Jomar sentir dor.

Como em toda boa despedida, a preocupação deu lugar às recordações especiais. Dona Eva, com o corpo frágil, foi a primeira a dizer o quanto tinha orgulho do companheiro. Apontou para um quadro com uma foto dos dois de frente para uma fazenda. Então contou que o marido fora criado pela família proprietária daquela construção colonial. Ele mesmo não tinha nada, mas fez tudo o que pôde para mudar a própria história e a de quem amava.

Seu Jomar trabalhou por 63 anos na mesma instituição educacional. Não tinha diploma, mas tinha sabedoria. Como porteiro, recepcionou crianças que se tornaram grandes profissionais e conquistaram o mundo. Assim, passou aos filhos o apreço pelo trabalho e a sua fé.

Após abraços demorados e incontáveis lágrimas, as conversas seguiram em pequenos grupos. Meu professor foi tirar dúvidas da esposa, enquanto um filho pediu para falar comigo.

– Me diz uma coisa, quanto tempo ele tem?

Pensei antes de responder. Nessas horas, as matérias estudadas nos livros e as aulas assistidas dizem muito pouco. A Medicina se faz frente a frente com o paciente, todo o resto é apenas treino.

— Não é algo exato, mas, de acordo com o que eu aprendi — falei atento à reação do filho —, Seu Jomar deverá estar com vocês até amanhã. Talvez um pouco mais, ou um pouco menos.

— Então ele sabia — disse.

— Como assim? — perguntei sem entender a afirmação anterior.

— Hoje de manhã, na hora do café, ele pediu para falar comigo a sós. Pensei que quisesse desabafar sobre a doença ou algo do tipo, mas me enganei. "Você promete que vai cuidar da sua mãe quando eu for?" era a única coisa que ele queria saber. Confirmei e disse que não era o momento para isso, que ele estava bem e viveria mais para cuidar da amada Eva.

Jomar sabia que não.

Naquela mesma manhã, repousou na cama, da qual nunca mais se levantou.

Ao partir, teve a certeza de que cumpriu o que prometeu. Sua esposa estaria em segurança.

ELE MESMO NÃO TINHA NADA, MAS FEZ TUDO O QUE PÔDE PARA MUDAR A PRÓPRIA HISTÓRIA E A DE QUEM AMAVA.

12
QUAL A DOSE DE MORFINA PARA ALIVIAR A DOR DE UM TIROTEIO?

Para os médicos já formados, o retorno de um paciente é algo comum. Quase sempre é possível saber o desfecho da história, seja bom ou ruim. Mas, como estudante, os campos de estágio mudam frequentemente, então eu comemoro todas as vezes que tenho a oportunidade de reencontrar uma pessoa que atendi.

Não se trata apenas de saber se fulano ficou bem, se o antibiótico fez efeito ou se a família engajou nos cuidados. É mais que isso! Eu me sinto como se lesse um livro inteiro e me deparasse com as últimas páginas arrancadas, sem chance de conseguir continuar.

Vez ou outra, as páginas arrancadas aparecem em forma de familiares que encontro na rua ou escalas que me direcionam a caminhos já trilhados. A partir de uma dessas, retornei à casa de Seu Jurandir com meus professores e uma enfermeira. No alto de um morro afastado do centro, estava ele, acompanhado de suas Marias inseparáveis. A aparência jovem escondia as sete décadas de vida, os problemas cardíacos, a cegueira e o recente derrame.

Ao entrar na casa simples e aconchegante que abrigava entre seus moradores uma coleção artesanal de miniaturas do Chaves, ganhei um abraço forte da Maria Mãe. A esposa de Seu Jurandir me acolheu junto à equipe tão bem quanto na primeira vez. No entanto, ela fez questão de cochichar: "Dotô, ontem teve tiroteio aqui... o portão tava trancado por isso, o senhor não repara, não."

Então a rua quase deserta começou a fazer sentido para mim.

Todas as janelas fechadas na tentativa de garantir o mínimo de segurança. Do lado de fora, havia apenas um jovem sob o sol observando atentamente o paredão de casinhas do outro morro.

– Quando chegamos aqui ontem, vi vários pinos de cocaína cheios espalhados na rua – disse Mônica. – Deve ser briga de tráfico.

Apesar de compreender tudo, após o AVC Seu Jurandir perdeu a capacidade de se expressar com palavras. Mesmo assim, não foi difícil notar o seu desconforto pela expressão de dor e os sinais que entregou no exame físico.

Com a orientação dos médicos, apliquei a morfina para ajudar a aliviar o sofrimento de Seu Jurandir, mas não consegui parar de pensar na angústia que tomava conta dele, de suas filhas e de sua mulher. Segundo a OMS, saúde é uma soma de bem-estar físico, psíquico e social. Ao olhar para situações como essa, fica cada vez mais explícito para mim que o maior determinante de saúde é o CEP.

Reencontrar Seu Jurandir foi inquietante. Voltei para a segurança da minha casa com a mente no morro. Já bastava a preocupação com a doença do pai, os custos do cuidado e problemas pessoais, mas o tráfico ainda impunha outros motivos de sofrimento para as Marias. Não há remédio para o medo de sair na rua, de ter a casa invadida ou até mesmo das balas perdidas.

Dias depois, a situação se controlou. Em silêncio e rodeado por suas Marias, Seu Jurandir partiu.

13
UM ÚLTIMO RECOMEÇO

Cuidar de alguém não é nada fácil, muito menos quando é necessário abdicar da própria rotina para trocar fraldas, dar banho, medicar, alimentar... Há um ditado que diz: "se você quer saber se ama de verdade alguém, pense como seria a sua relação na invalidez desse ser".

Em um contexto semelhante, conheci Fábio, 59 anos, cuidado por sua ex-mulher. O relacionamento chegara ao fim dois anos antes de ele apresentar uma dor na coluna que não passava de jeito nenhum. Eles não se separaram porque as coisas deram errado. Na verdade, tudo deu muito certo por um bom tempo, tanto que construíram uma família bonita.

Após perder o jogo das pernas, caiu de uma escada e desmaiou. Foi levado para o pronto atendimento, em seguida, transferido para um hospital de referência onde chegaram ao diagnóstico: mieloma múltiplo. Trata-se de um câncer incomum, que apresenta poucos sintomas e afeta a medula óssea, repercutindo posteriormente em todo o corpo. Depois de uma longa internação, Fábio voltou para casa na cadeira de rodas. Não podia mais trabalhar como cozinheiro – profissão a qual ele se entregava de corpo e alma.

Inseridos em um contexto social difícil, os filhos não conseguiam deixar o serviço para cuidar do pai. Foi assim que Viviane, a ex-esposa, escolheu assumir os cuidados.

Na entrada da casa, havia um aviso para os visitantes com a intenção de evitar mágoas: favor não fazer comentários desnecessários sobre a situação que estamos passando, principalmente perto do Fábio. Obrigada.

– Vem muita gente aqui, sabe? Vizinhos, amigos dele, minhas amigas. E, de vez em quando, a gente escuta umas coisas chatas. Alguns se assustam quando o veem na cadeira de rodas, usando fraldas. Ele percebe isso, acaba ficando chateado. O papo de "vai dar tudo certo" também já deu. Não tá dando. Estamos arrasados com tudo isso – desabafou Viviane.

Apesar dos problemas da vida real, que quase nunca se resolvem como nos filmes ou nos discursos de motivação, Fábio planejava seus dias bons.

– Eu tô com vontade de ir lá na roça, onde meus parentes moram. Será que eu posso? – perguntou ao meu professor, que logo providenciou um cilindro de oxigênio ideal para transporte.

– Se tiver alguém para te levar, aproveita a oportunidade, uai. A gente vai deixar um oxigênio aqui, para o caso de você precisar durante o passeio.

Com confiança, sentado numa cadeira de rodas, Fábio foi algumas vezes até o boteco que, segundo ele, vendia o melhor pastel da cidade.

– Eu que cozinho há tanto tempo não sei fazer uma massa tão gostosa – me disse no nosso penúltimo encontro.

Passei três semanas sem vê-lo. Quando voltei a sua casa, numa manhã de sábado, acompanhando o Dr. André, Fábio estava prostrado. O oxigênio que antes era segurança para sair de casa, passou a ser necessário o tempo todo.

Antes de partir, Fábio conseguiu pedir perdão, perdoar e manifestar o amor que sentia por sua família.

Se a morte é uma viagem sem volta, Fábio embarcou sem pendências no passaporte.

"SE VOCÊ QUER SABER SE AMA DE VERDADE ALGUÉM, PENSE COMO SERIA A SUA RELAÇÃO NA INVALIDEZ DESSE SER".

14
CUIDA-DOR

Marcos e Cláudia levavam uma vida tranquila quando as coisas começaram a desandar. Ele era um policial respeitado que conseguia oferecer conforto à esposa e aos filhos com o seu trabalho.

Antes dos quarenta anos, Cláudia apresentou os primeiros sintomas: movimentos involuntários, alterações no humor e perda de memória.

Muitas voltas foram dadas até o real diagnóstico ser feito: Doença de Huntington. É uma condição rara na qual células importantes do cérebro se destroem com o passar do tempo.

Receber um diagnóstico, na maioria das vezes, é ganhar um norte para o tratamento. No caso de Cláudia, foi a previsão de que os próximos anos não seriam fáceis.

Confusa, inquieta, frágil, perdendo peso, sem possibilidade de cura e com sintomas progressivos, Cláudia ficou cada vez mais restrita ao leito.

Após se aposentar, o ex-policial passou a zelar integralmente pela esposa, que logo foi admitida no SAD. Não demorou para que, dentro da equipe do SAD, Marcos fosse reconhecido como uma das pessoas mais dedicadas ao cuidado de alguém.

Nos hospitais, consultórios e, também, em domicílios, o número de mulheres cuidadoras é visivelmente maior que do sexo oposto. Vivemos em uma sociedade patriarcal que historicamente cria garotas para desempenharem funções de cuidado e afeto, enquanto os garotos são estimulados a sonharem com o sucesso de uma vida leve.

Geralmente as cuidadoras desempenham uma jornada tripla. Trabalham fora, em casa e dedicam-se aos doentes da família. Não são raros os casos em que as noras cuidavam dos sogros porque "os filhos não levavam jeito". Também é comum encontrar histórias em que o marido abandonou a esposa após ela descobrir um câncer, por exemplo.

Há exceções, sim. Marcos é uma delas.

Atento aos detalhes, garantia que a esposa não ficasse molhada. Alimentação e remédios no horário. Noites mal dormidas vigiando aquela que repousava sobre uma cama hospitalar ao lado da de solteiro.

Depois de passar da casa dos sessenta, o corpo pediu a conta do esforço físico vivido. Marcos desenvolveu sérios problemas na coluna. Tratou também de um câncer de intestino. Então, o cuidador precisou de cuidados.

Um dos meus professores costuma dizer que "a desgraça não faz fila". Histórias como essa me obrigam a concordar.

A Doença de Huntington possui um fator genético importante. A filha do casal, aos 46 anos, manifestou os mesmos sintomas da mãe e logo recebeu o diagnóstico. Um abalo na vida da família.

Para ajudar o pai, restava o filho que morava em outra cidade. Entretanto, sua esposa descobriu um câncer de mama. Sua atenção dentro e fora do lar era essencial naquele momento.

Assim, Marcos passou pela recuperação como um relâmpago. Não houve a pausa recomendada: afinal, as trocas de fralda, as medicações e a alimentação da esposa não poderiam parar.

Incomodada com a situação, Dona Cris, uma amiga da família, passou a auxiliar Marcos. Já idosa, com a pressão alta e o colesterol descontrolado, o cigarro passou a ser seu consolo.

Fumava muito.

Cada vez mais.

Visitei Cláudia várias vezes. Conjuntivite, crises de dor, vômito... André, Mônica e Igor sempre ajudavam a controlar a situação. No entanto, cada visita deixava a exaustão de Marcos e Dona Cris mais visível.

Em uma manhã, Igor disse o seguinte:

– Hoje nós vamos ver a Cláudia rapidinho. Ela está bem, não pediram para irmos lá. A razão da visita é cuidar dos cuidadores.

Assim foi.

Éramos cinco: um médico e quatro estudantes de Medicina. Dividimos em dois grupos para escutar Marcos e Dona Cris, examiná-los, analisar exames complementares, definir condutas.

Na verdade, ler hemogramas, ver tomografias e medir a pressão era apenas um detalhe. O foco era ouvir o que as pessoas tinham a dizer.

As palavras e as lágrimas disseram muito sobre o amor, o sofrimento e a vida.

Seu Marcos disse que o SAD é um anjo na sua vida. Até aquela conversa, ele nem imaginava que nós também o considerávamos um anjo nas nossas.

Cuidar de uma pessoa com uma doença que ameaça a continuidade da vida não é nada fácil. É cansativo e desafiador. Por isso, é importante cuidar mais de quem cuida.

É IMPORTANTE CUIDAR MAIS DE QUEM CUIDA.

15
PALIAR

Muitas pessoas ainda pensam que cuidados paliativos são estratégias para adiantar a morte, ou abandonar o tratamento e cruzar os braços. A falta de informação criou no senso comum uma ideia de que médicos paliativistas são aqueles que desistem de seus pacientes, sendo que, na verdade, é justamente o contrário.

No Google, o termo "paliar" aparece como "disfarçar" ou "amenizar", em frases com a intenção de mostrar que foi feito pouco, apenas para encobrir algo. Na prática paliativista, paliar é cuidar de forma proporcional, focando na melhora do conforto físico, mental, espiritual e social.

Seu Roberto teve a oportunidade de experimentar os cuidados paliativos em todas as suas dimensões. Havia descoberto há pouco um tumor metastático de pulmão, que causava sérios desconfortos. Somado a isso, também sofria com a náusea, a perda de apetite e as dores causadas pela quimioterapia.

Estava cansado de ir ao pronto atendimento toda vez que passava mal. Quando a situação piorava, entrava para a fila de espera para internação hospitalar. Em uma dessas, a acompanhante de outra paciente deu o recado a sua esposa:

– Por que você não chama o SAD?

SAD? O que era isso? Roberto e sua companheira não sabiam. Mesmo assim, decidiram buscar mais informações no postinho de saúde.

Convencidos de que seria o melhor para o conforto dos dois, pegaram o encaminhamento com esperança. Confiaram na equipe o desejo de ter mais qualidade de vida.

Meses depois do início do atendimento, o homem frágil, emagrecido e anêmico nem parecia mais o mesmo. Ganhou peso, passou a ter mais vitalidade e força para o dia a dia. Os sintomas foram controlados, fez os exames necessários e recebeu duas bolsas de sangue. Tudo isso em casa.

Ao contrário do que a internet e alguns dicionários populares dizem, paliar é cuidar e proteger. As pneumonias de Seu Roberto foram tratadas, assim como todas as doenças reversíveis que o acometeram. Para garantir o seu conforto, as atitudes tomadas pela equipe evitavam excessos e faltas. Os cuidados eram oferecidos na medida certa.

Um dia, perguntei a ele como estava se sentindo:

– Tô bão demais. Tem uns anjos na terra cuidando de mim.

PALIAR É CUIDAR DE FORMA PROPORCIONAL, FOCANDO NA MELHORA DO CONFORTO FÍSICO, MENTAL, ESPIRITUAL E SOCIAL.

16
APESAR DE "A GENTE COMBINAMOS DE NÃO MORRER"

— Daniel, toma aqui o meu cartão de crédito. Desce do carro e compra três pentes de ovos, daqueles grandes, e uma caixa de bombom.

— O bombom é para a gente? — brinquei, apontando para as duas colegas que estavam dentro do carro.

— Não. É para umas crianças que ficam felizes demais quando ganham algo assim.

Entrei no supermercado e fui direto para a sessão de hortifruti. Eu já sabia para quem aquelas compras iriam. Em quase toda visita à casa de Seu Faustino, os professores levavam carne, ovos ou outros alimentos. Sô Tino, como era conhecido pelos vizinhos, recebia as doações sempre com um sorriso.

R$ 26,80.

R$ 26,80 é o preço de um pente grande de ovos.

Peguei três.

Procurei uma caixa de chocolates. Escolhi os meus favoritos, da Lacta.

Saí com quatro sacolas cheias, com medo de tropeçar e cair com tudo no chão. Entrei no carro e Igor contou a história de Tino para as outras alunas. Apesar de eu já conhecer, foi impossível não voltar a sentir um nó na garganta. Em alguns minutos, eu encararia novamente o Brasil que todo mundo fingia não ver. Inclusive eu.

Chegamos à casa, no alto do morro.

Casa?

Barraco?

Não importa. O fato é que muita gente morava ali.

Senti o cheiro da miséria e a enxerguei na ausência do sorriso de Sô Faustino ao nos cumprimentar.

– Coloca ali na mesa para mim? – pediu. O móvel vazio indicava que os ovos haviam acabado, Sô Faustino sempre deixava todos à mostra.

As doações buscavam oferecer a proteína necessária para melhorar a desnutrição e o inchaço causado pelo câncer.

Era a quinta vez que eu via Tino, mas era a primeira em que ele estava triste. Sem ânimo, nem brincadeira, muito menos um sorriso.

Logo duas crianças apareceram, pegaram os chocolates e levaram felizes para dividir com as outras seis. Talvez ajudasse a adoçar um pouco a vida amarga que levavam.

O inchaço nas pernas do avô piorou.

Será que a doença no estômago aumentou?

Será que não estava sobrando para ele comer? Em seu lugar, qualquer um dividiria com os netos. Na pobreza, os alimentos mais simples são iguarias.

Será que não estava comendo porque sabia que, com o inchaço, as chances de passar na perícia e garantir o auxílio por mais seis meses aumentariam? Em sua situação, qualquer um também faria o mesmo. Sobrevivência.

Talvez as três coisas tivessem roubado o seu sorriso. Talvez o alcoolismo das filhas, a insegurança alimentar, as dúvidas do futuro, o tumor que levaria à morte, as incertezas para cuidar dos netos...

Talvez tanta coisa.

Como esperar que um homem, de cinquenta e poucos anos, ficasse feliz naquela situação?

Fizemos o necessário: avaliamos, conversamos e solicitamos os exames. Voltamos para o carro e Igor desabafou:

– Ele só tinha alegria. Agora perdeu isso também.

"A gente combinamos de não morrer" é a frase que firmou o trato entre personagens periféricos de Conceição Evaristo em um de seus famosos contos. Após uma vida ruim, a narradora desejava um caminho diferente para seus descendentes.

Combinaram de não morrer, mas o sistema combinou de os matar. Em meio às drogas, à fome e ao racismo, eu queria que a perpetuação da miséria fosse apenas ficção.

Voltei para casa. Nervoso, não consegui almoçar. Meu estômago embrulhou, os olhos derramaram e a cabeça doeu.

A comida não desapareceria da minha geladeira. Sô Tino não sairia da minha mente.

O que eu faço, meu Deus?!

A escrita surgiu para mim como uma forma de desabafar. Com o tempo, passei a organizar melhor meus pensamentos em cadernos, blocos de nota no celular ou no computador. Foi assim com a história de seu Tino.

Naquele dia, só me alimentei da dor causada pela vida real. Entretanto, na manhã seguinte, tomei uma atitude. Não conseguiria ficar calado diante da fome de um semelhante.

Em 2017, Davi, meu irmão gêmeo, adoeceu. O garoto alegre ficou pele e osso enquanto aguardava por uma cirurgia. Foi internado diversas vezes no mesmo ano para tratar pneumonias de repetição.

O quadro de saúde implicou em desafios financeiros. Não passamos fome, mas vivíamos com dúvida se, no dia seguinte, haveria algo para comer ou não.

Ninguém precisa passar por uma situação de insegurança alimentar para tomar uma atitude e ajudar alguém.

Pensando em Sô Tino, mobilizei meus colegas de turma. Pedi que levassem nos próximos dias alimentos não perecíveis. Falei com amigos e perguntei se poderiam contribuir.

Vimos vinte olhos brilharem quando o carro de meu amigo chegou com a comida que preencheria o vazio dos armários nos próximos dias.

Cuidar de gente vai muito além de tratar a doença.

CUIDAR DE GENTE VAI MUITO ALÉM DE TRATAR A DOENÇA.

17
PASSAGEIRA

O que você faria se descobrisse que tem apenas um ano de vida pela frente? Sairia do trabalho, deixaria de se importar com opiniões alheias e aproveitaria ao máximo o tempo disponível? Ficaria na cama, lamentando a perda de tudo? O que gostaria de fazer? Faria o possível para reverter a situação?

E se eu disser que talvez você não tenha um ano?

Às vezes, o óbvio também precisa ser dito: não temos garantia de tempo algum.

Todos os planos que deixamos para o futuro são apenas expectativas que podem ou não se realizarem. Embora a Medicina tente prever alguns casos, nem mesmo uma pessoa que recebe o diagnóstico de uma doença que ameaça a continuidade da vida tem a certeza da data de validade.

Imagine, então, quem tem um rótulo com validade indeterminada.

Ter consciência da finitude me ajuda a dar valor ao que de fato merece a minha atenção. É claro que, vira e mexe, eu preciso me esforçar para lembrar a mim mesmo o quanto o meu existir é precioso. Nesse caso, uma pessoa de quem faço questão de recordar é Ruth.

Aos 51 anos, ela descobriu um câncer de mama metastático para ossos, fígado e sistema nervoso. Ruth estava no auge de sua vida. Ao dizer isso, não me refiro a um sucesso profissional, nem a nada do tipo.

Na verdade, ela só estava vivendo a vida como precisava viver. Fazia as coisas que gostava, passava diariamente um tempo de qualidade com o marido e acompanhava a evolução dos cinco filhos.

Três mulheres. Dois homens. Dos filhos, quatro estavam espalhados pelo mundo. Apenas um, que completou o Ensino Médio naquele mesmo ano, morava com os pais.

Quando a notícia do câncer chegou, a doença já estava muito avançada. Os médicos responsáveis pelo tratamento sugeriram a quimioterapia paliativa e solicitaram cuidados proporcionais.

Já no SAD, Ruth mostrava-se confiante. No entanto, revelou uma preocupação:

– O que vai acontecer com o meu menino quando eu for embora?

O caçula havia sido abandonado pelos progenitores com um mês de vida. Ruth convencera o marido de adotá-lo, afinal, onde comiam seis bocas, comeriam sete.

Embora tenha criado como um dos seus, a família não escondeu as origens do rapaz porque quem lhe deu a vida residia próximo.

A religiosidade do pai fez com que o rapaz crescesse arredio. Sentia que guardava um segredo pecaminoso, que nunca o permitiria ser de fato aceito pelos seus. Confidenciou apenas à mãe o que sentia. Ele amava garotos. Tinha medo de ser abandonado novamente.

Um mês antes da morte, Ruth decidiu viajar para visitar dois filhos que moravam na capital. Tinha pressa para ir. Então, assim que se decidiu, combinou com o marido e o caçula. Foram.

Durante duas semanas, ela cantou suas músicas favoritas, reconectou-se com a espiritualidade, comeu o que teve vontade e sorriu.

Em um café da manhã, sentou-se à mesa acompanhada de três de seus filhos e do marido e revelou ter tido um sonho:

– Eu me vi em um banquete. Muito farto, mas eu estava sozinha. Pedi para chamar vocês, mas uma voz me disse que não seria possível. Então eu entendi o recado. Isso aqui é passageiro e a minha hora está chegando. Preciso que me garantam que vão se manter unidos, juntos, depois que eu for.

A conversa incomodou. Parecia ser um exagero porque, embora todos soubessem da progressão da doença, Ruth aparentava estar bem. De fato, ela estava.

A família concordou, para não a contrariar. Não queriam falar sobre a morte simplesmente porque isso dava a impressão de que seria uma forma de antecipar a dor.

Na volta para casa, Ruth ficou diferente. Enfraqueceu. Teve ânsia de vômito. O marido e o filho a carregaram escada acima para chegar ao apartamento.

Diante do inevitável, um clima difícil se instalou.

O filho fechou-se para o mundo. Não queria falar com ninguém, muito menos com o pai que, em uma das tentativas, o feriu verbalmente, fazendo com que o medo do abandono doesse ainda mais.

Chegou o ponto em que os atritos entre os dois interferiram na qualidade do cuidado oferecido a Ruth. Ao notar a insustentabilidade da situação, a equipe precisou intervir. Conversas foram marcadas individualmente, para ouvir antes de dialogar. Os fatos sobre a finitude de Ruth foram expostos. O fim de sua vida estava próximo e temíamos que o seu medo se concretizasse.

No entanto, antes que a equipe pudesse intervir novamente, outra pessoa entrou em ação. Sozinha com o cunhado e o sobrinho, foi a irmã de Ruth que puxou o assunto durante uma refeição:

– Como vai ser depois que ela morrer? – perguntou.

Silêncio.

— Não dá para adiar mais. A gente precisa resolver isso, agora — insistiu.

— Eu não quero mais ficar aqui. Acho que não aguento morar nessa casa sem a Ruth — falou o pai, olhando para o filho. — Acho que a gente pode ir para BH, ficar perto dos seus irmãos.

— Você vai me levar? — respondeu o rapaz.

— Eu jamais te deixaria, meu filho.

Assim, pouco a pouco, os filhos que moravam em Belo Horizonte e no sul do país chegaram. Faltava apenas uma, que viria de Londres.

Curiosamente, no horário do voo, os sinais vitais de Ruth pioraram.

Todos os que estavam presentes começaram a despedir-se. A casa ficou em completo silêncio. Não falavam nada. Apenas sentiam.

Então, o impossível aconteceu. Ruth não quis ir embora antes que sua família estivesse completa ali. Ela permaneceu, com a respiração fraca, até o momento em que sua filha entrou no quarto e lhe disse as últimas palavras.

Lentamente, os números que já eram baixos foram diminuindo ainda mais. Numa madrugada fria, o amor aqueceu sete corações, até que um deles parasse exatamente às três da manhã. Em roda, os filhos e o esposo cantavam os louvores favoritos de Ruth. A música tomou o silêncio. A casa já não parecia a mesma.

A melodia final de Ruth foi cantada por suas vozes favoritas. Vozes que continuaram unidas, como um coral. Apesar de terem tons diferentes e desafinarem às vezes, elas seguiram juntas.

TER CONSCIÊNCIA DA FINITUDE ME AJUDA A DAR VALOR AO QUE DE FATO MERECE A MINHA ATENÇÃO.

18
ALÍVIO IMEDIATO

Paramos o carro em uma ladeira, bem embaixo de uma árvore cheia de flores cor de rosa. A casa em frente era o endereço da visita. Quando entrei no quarto, fui logo puxando assunto com a paciente:

— E essa árvore bonita enfeitando a vista da sua janela?

Dona Maria sorriu.

— Ela é uma planta ao contrário. Quando chove fica feia. Acredita? Bonita mesmo ela fica nesses tempos de calor – disse com dificuldade.

O câncer de ovário fez com que a barriga enchesse de líquido, causando enorme desconforto para ela comer, falar e até mesmo dormir.

— Dona Maria, nós somos da equipe do SAD. Ficamos sabendo que a senhora está indo na UPA toda semana para drenar o líquido – falou Igor. – Se quiser, podemos passar a resolver isso em casa mesmo.

Ao ouvir as palavras do meu professor, Dona Maria olhou para o marido e sorriu mais uma vez.

— O procedimento já não é bom, pegar fila e ficar lá na UPA com todo o cansaço que tô sentindo deixa ainda pior.

Começamos a colher a história para a internação domiciliar. Dona Maria trabalhou a vida inteira como faxineira. Casada há décadas, mãe de dois filhos, estava feliz por ter a oportunidade de ver a primeira neta crescer.

— E a família vai aumentar, viu? Minha filha está grávida do segundo bebê – comentou empolgada.

Após a entrevista e o exame físico, começamos o procedimento para retirada do líquido. Meu professor explicou o que seria feito para a paciente e seu esposo. Em seguida, me orientou para que eu pudesse entender a paracentese.

Nunca havia imaginado que alguém poderia sorrir tanto com uma agulha, de tamanho considerável, penetrando sua pele. Dona Maria manifestava uma felicidade genuína. Naquele dia, cinco litros foram drenados com a potência de um sorriso avassalador.

Ficou combinado que Dona Maria entraria em contato com a equipe caso precisasse de alguma assistência, inclusive, quando ela sentisse a necessidade de uma nova paracentese.

Por algumas semanas, toda sexta-feira era dia de retirar o líquido para que ela pudesse ir para o sítio de sua mãe, onde descansava e aproveitava a família confortavelmente – de um jeito que não seria possível sem o procedimento.

O atendimento em domicílio me mostrou que tudo é possível quando há empenho profissional, humanização e recursos. Sob a orientação do meu professor, eu mesmo tive a oportunidade de drenar e cuidar de Dona Maria numa sexta.

– Gostei demais docê – falou ela, com um sorriso e os olhos cheios d'água.

Dona Maria me ensinou muitas coisas, dentre elas, que a Medicina é mais sobre aliviar o sofrimento humano do que o heroísmo de salvar vidas.

As visitas reduziram porque a quimioterapia conseguiu controlar o tumor e, consequentemente, a produção de líquido. Mesmo assim, todas as vezes que passo perto de sua casa, faço questão de bater na porta para saber como ela está.

Sempre me deparo com a mesma alegria, tão contagiante quanto à árvore que se mantém florida na calçada.

A MEDICINA É MAIS SOBRE ALIVIAR O SOFRIMENTO HUMANO DO QUE O HEROÍSMO DE SALVAR VIDAS.

19
CUIDAR DE GENTE ATÉ A LINHA DE CHEGADA

Os pacientes atendidos pelo SAD chegam de várias formas: encaminhados pelo hospital, postinho e por identificação da própria equipe. Há também alguns médicos de serviços privados que estudaram cuidados paliativos e não fogem de conversas difíceis.

Um desses, cardiologista conhecido na cidade por tratar de casos complexos, além de encaminhar os pacientes, faz questão de participar do momento da admissão e de preparar a família para o que está por vir.

Cuidados paliativos deveriam ser como primeiros socorros. Todas as pessoas, em todos os lugares, precisam saber o básico. Não apenas os paliativistas.

Foi assim que conhecemos Dona Geralda.

Costureira aposentada, mãe de onze filhos, a mais velha na casa dos oitenta, casada pela maior parte da vida e dona de um coração que amou demais durante 96 anos. O "tum-tá" estava fraco e logo iria silenciar para sempre.

Após anos acompanhando Dona Geralda, seu cardiologista foi sincero ao dizer que o ideal para ela seria o atendimento paliativo. Com calma, todos os envolvidos no processo compreenderam o que estava acontecendo.

Em uma das visitas, coube a mim a missão de entrevistá-la.

– Oi, Dona Geralda! Meu nome é Daniel, como é que a senhora está hoje? – perguntei.

Silêncio.

— Precisa falar mais alto, perto do ouvido dela — me disse uma das filhas, atenciosamente.

Olhei para minha professora. Ela sorriu.

— Oi, Dona Geralda! Meu nome é Daniel, como é que a senhora está hoje? — repeti perto do ouvido esquerdo, aumentando um pouco o tom de voz.

Silêncio.

— Não precisa ter vergonha de falar mais alto não, Dani — disse Mônica sorrindo, certamente me colocando naquela situação para desafiar as minhas habilidades de comunicação.

Aliás, se era esse o objetivo, minha professora acertou em cheio. As perguntas eram quase gritos. A família, acostumada com a deficiência auditiva da mãe, achava graça. Eu estava tenso, confesso.

Uma das filhas me ajudou. Tudo numa tranquilidade tão grande que me impressionava.

Aos poucos, entendi quem era aquela mulher acamada, para além do prontuário.

O exame físico e as orientações da professora me ajudaram a entender também quem ela era para além da doença que fazia a energia de seu coração reduzir.

A dificuldade de bombear sangue com oxigênio para todo o corpo, incluindo o cérebro, já estava dando sinais de que a linha de chegada estava próxima.

Para a doença, um marca-passo faria grande diferença.

Para Dona Geralda, não.

Cuidar de gente é uma tarefa linda, mas também difícil. Precisamos ficar atentos para não prestar atenção demais nos diagnósticos e acabar esquecendo das pessoas que estamos tratando.

Na despedida, sabendo que provavelmente não a encontraria no estágio da próxima semana, disse pertinho do ouvido, bem alto:

– Tchau, Dona Geralda! Fica com Deus! Bom descanso e foi um prazer te conhecer.

– Obrigada! Foi bom te ver aqui também, meu filho.

Até agora não sei se o "aqui" era a casa dela ou esse mundo. De todo modo, valeu a pena. Dona Geralda morreu tranquilamente, amando e sendo amada.

**CUIDAR DE GENTE
É UMA TAREFA
LINDA, MAS
TAMBÉM DIFÍCIL.**

20
SEM PRESSA PARA IR EMBORA

— Professor, qual o caso do próximo paciente? — perguntei, curioso enquanto descíamos uma escadaria improvisada em um dos morros mais afastados do centro.

— Nós vamos visitar a dona Antônia, uma mulher de 96 anos que está acamada há bastante tempo. Ela não consegue se comunicar mais porque está muito fraca, mas é amada e muito bem cuidada pelas pessoas que estão com ela.

— Os filhos se revezam para cuidar dela?

— Dona Antônia não teve filhos. Seu falecido marido era tio-avô da mulher que passa a maior parte do tempo com ela. Como as casas eram próximas, a sobrinha ajudou a cuidar do tio e, quando ele faleceu, decidiu fazer companhia também para a viúva.

Chegamos à casa. Chamamos e fomos atendidos por Beth, uma mulher de meia idade muito simpática, dona de um olhar terno. Era manhã de quinta-feira, um dia cinza e frio. Aceitamos um cafezinho preparado por Beth, que certamente estava aguardando a nossa visita. Enquanto isso, Igor puxou o assunto:

— Beth, antes de examinar dona Antônia, gostaria de conversar com você e direcionar o cuidado também a quem cuida. Para começar, quero saber o que te motiva a estar com a dona Antônia.

Beth olhou para a xícara de café na mesa, levantou a cabeça e disse com um sorriso leve no rosto:

— Amor. Nós não temos laços sanguíneos, eu cuido por amor. Ela perdeu seus familiares, não teve filhos e ficou viúva. Alguns anos atrás, ela adoeceu, comecei a dar assistência na casa dela, pois morávamos perto. Depois eu a trouxe para a minha casa porque era mais prático e seguro. Dona Antônia se recuperou, logo percebi que ela gostava da minha companhia e de estar aqui, então, eu a convidei para morar comigo e com meu marido.

Os olhos de Beth estavam cheios de lágrimas. Por um momento, pensei que ela desistiria de contar a sua história, mas ela continuou:

– A idade foi chegando, ela ficou cada vez mais fraca. Isso é normal, né? – perguntou buscando o olhar do médico, que confirmou balançando a cabeça. – Um dia, ela não conseguiu ir à igreja como tanto gostava; depois, seus movimentos ficaram cada vez mais limitados, até que ficou acamada. Eu levei ao médico, fiz tudo o que pude, mas sei que não poderia impedir o passar dos anos. Ela tem 96 anos no documento, no entanto, provavelmente a data de registro não é a mesma do nascimento.

Os próximos minutos se passaram embalados pela história de dona Antônia. Beth disse saber que a partida de sua amiga estava próxima e que tudo estava acontecendo de uma forma confortável para elas, sem sofrimento.

– Quando a gente faz tudo o que pode, com amor no coração, doutor, não há razão para sentir medo ou arrependimento. Eu gostaria de ter muitos outros anos com ela, mas eu entendo e aceito o que vai acontecer – finalizou levando a mão direita ao rosto para secar uma lágrima que escapou ligeiramente.

Fomos ver dona Antônia. Ela estava sobre uma cama de solteiro que parecia ser confortável. Seus cabelos brancos e sua pele marcada pelo tempo provavam que naquele corpo morava uma pessoa centenária, digna de respeito e cuidado.

A paciente permaneceu de olhos fechados o tempo todo. Imóvel, como se estivesse em um sono pesado, daqueles em que conseguimos descansar de verdade. Ao exame físico, apresentava as condições esperadas. Tudo sob controle.

Enquanto o prontuário era preenchido, fomos surpreendidos pela visita de um jovem com um terço na mão. Ele pediu permissão para fazer algumas orações, disse que visitava dona Antônia porque, enquanto pôde, ela não mediu esforços para ir à igreja.

O rapaz rezou, disse algumas palavras sobre esperança e, quando cantou uma música muito comum em cerimônias religiosas, vimos duas lágrimas trilharem a face de dona Antônia.

Ela não falava, sequer conseguia abrir os olhos. Mas estava ali, viva, sentia e se emocionava.

Dona Antônia partiu na madrugada daquele mesmo dia. Levou consigo o amor que recebeu de quem tanto cuidou dela e deixou a leveza de quem não tem pressa para ir embora.

**LEVOU CONSIGO
O AMOR QUE
RECEBEU DE QUEM
TANTO CUIDOU
DELA E DEIXOU A
LEVEZA DE QUEM
NÃO TEM PRESSA
PARA IR EMBORA.**

21
REDENÇÃO

Dona Sônia tinha 90 anos quando descobriu um câncer no intestino que tirou sua autonomia. A família precisou se organizar para compartilhar os cuidados, de modo que ninguém ficasse sobrecarregado.

Entretanto, não foi tão simples.

Assim como a mãe, os três filhos levavam vidas simples, com o dinheiro contado. Cuidar de alguém acamado exigiria reorganização financeira e abdicação de outras atividades.

Dois filhos mostraram-se dispostos a firmar um compromisso com a mãe. Somente a filha mais velha decidiu não ajudar, justificando-se pelo rompimento de laços anos atrás, quando Dona Sônia dissera palavras que a magoaram profundamente.

Apesar dos homens terem se comprometido, foram suas esposas quem de fato assumiram os papéis de cuidadoras. Para além da questão de colocar comida na mesa, isso aconteceu porque a sociedade patriarcal em que vivemos atribui toda função de cuidado ao sexo feminino, como se o homem fosse incapaz de aprender a alimentar, dar banho ou trocar fraldas.

No meu primeiro encontro com Dona Sônia, reparei nas unhas delicadamente pintadas.

– Estão lindas as suas unhas. Quem te ajudou a deixá-las assim? – perguntei, puxando assunto ao colocar o oxímetro no dedo indicador.

– Foi minha norinha – respondeu contente.

Conversamos muito naquele dia. Ela me contou sobre seu passado na roça, a morte do marido décadas atrás e a criação dos filhos. Não mencionou, em momento algum, a briga com a primogênita.

Após o fim da entrevista e do exame físico, me despedi para que ela aproveitasse a companhia de uma sobrinha que estava a visitando.

— Gente boa ele, né? — Ouvi Dona Sônia cochichar com a moça.

Nos próximos atendimentos, uma questão estava emergindo: a nora que havia pintado as unhas de Dona Sônia sentia-se exausta e precisava de descanso. A outra, que revezava inicialmente, não conseguiria ajudar porque estava cuidando de uma irmã doente.

— Eu vou ter que conversar com a filha dela, não tô dando conta mais. Meu marido e o irmão não sabem fazer nada. Ela tem que ajudar, é filha também, uai! — reclamou a nora.

A equipe se disponibilizou para contribuir com o diálogo, mas não houve sucesso. A filha estava decidida a não se reaproximar da mãe.

Nós nos acostumamos a ouvir a palavra "obrigação" quando o assunto é cuidar de alguém doente, principalmente dos pais na velhice. A verdade é que ninguém é obrigado a nada, principalmente quando as relações familiares não são fortes.

No entanto, é comum que a obrigação do cuidado recaia sobre as mulheres que já cuidam dos filhos, do marido, da vida profissional e do serviço doméstico, dando origem a um ciclo de exaustão sem fim.

Aconteceu de Dona Sônia piorar consideravelmente e a estafa mental impedir que a nora cuidasse com o mesmo zelo de sempre. Durante uma semana, ela deu o seu máximo até não conseguir mais.

Por algum motivo, a filha decidiu visitar a mãe após anos afastada exatamente naquela semana. A última. Ao ver Dona Sônia sem conseguir se comunicar, prostrada e com feridas de pressão pelo corpo, optou por assumir os cuidados até o último suspiro de sua mãe.

Pode parecer tarde para alguns. A meu ver, foi na hora certa. Como precisava ser.

Independente de qual seja o motivo que levou ao afastamento, a decisão de perdoar e acolher diz mais sobre a filha que qualquer outra. É preciso ter coragem para acompanhar alguém no fim da vida.

É PRECISO TER CORAGEM PARA ACOMPANHAR ALGUÉM NO FIM DA VIDA.

22
TODA CHAMA MERECE SER PROTEGIDA DO VENTO

Seu Ernani foi transferido pela Unidade de Pronto Atendimento para a enfermaria clínica do hospital universitário. Com um câncer de próstata avançado, suas passagens por diversos setores do sistema público de saúde haviam começado há dez meses, quando veio o diagnóstico.

A equipe de cuidados paliativos foi acionada e prontamente se dispôs a atender Seu Ernani, um homem de pele preta marcada pelas oito décadas vividas debaixo do sol. Recebi a missão de colher as informações sobre o paciente. Cansado, ele não conseguia falar muito. Perguntei ao acompanhante, que logo me entregou um celular com o argumento de "minha mulher vai saber te falar melhor". E assim foi.

– Bom dia! Meu nome é Daniel, falo em nome da equipe de cuidados paliativos. Estou aqui com o Seu Ernani e gostaria de saber um pouco mais sobre ele.

– Bom dia! Eu sou a Dulce, sou sobrinha e cuidadora. A família dele é: meu pai, que tem 71 anos; a irmã dos dois que também está acamada e eu.

O marido estava certo. Dulce sabia tudo sobre seu tio-avô e foi capaz de oferecer os detalhes que importavam para que eu soubesse quem ele era e como havia chegado até ali. Enquanto um colega examinava Seu Ernani, minha professora tratava de buscar alternativas para garantir o bem-estar dele e eu seguia ouvindo Dulce.

— Tem mais alguma coisa que você gostaria de saber ou me contar? – perguntei.

Um curto silêncio disse muito sobre a vida do outro lado da linha.

— No hospital do câncer me disseram que não valia mais a pena investir nele, mas eu estou com muito medo que ele morra com sofrimento. – O desabafo trouxe lágrimas que estavam presas. – Eu sei que ele vai partir. Eu sei que essa vela vai se apagar e que não posso impedir que aconteça, mas acho que ele merece pelo menos que eu coloque a palma da mão para cobrir e impedir que aconteça de uma forma ruim – concluiu.

A metáfora da vela foi bem-vinda para aquela manhã. Na medicina paliativa, cuidamos da vela para que a chama-alma possa brilhar lindamente até o fim do pavio. Não há a possibilidade de adiantar o fim, nem de postergar. O objetivo é garantir que o vento da dor não cause danos em nenhum momento.

Uma boa notícia chegou e tive a oportunidade de transmiti-la para Dulce e Ernani: após uma transfusão sanguínea, que já estava agendada, ele poderia ir para casa como paciente do SAD.

Isso permitiu que Seu Ernani sorrisse. Dulce chorou de alegria e cansaço. Entre soluços, ela confessou que estava se sentindo sozinha e que a assistência chegaria em boa hora. Ela queria ver o tio-avô sem dor, rodeado de carinho e tranquilidade.

Encerrei o expediente com sentimentos bons no peito. Se tudo desse certo, Seu Ernani ficaria com as pessoas que amava até a última faísca de sua chama.

NA MEDICINA PALIATIVA, CUIDAMOS DA VELA PARA QUE A CHAMA-ALMA POSSA BRILHAR LINDAMENTE ATÉ O FIM DO PAVIO.

23
PILOTO DE FÓRMULA PALIATIVA

— Cês pode ir entrando, fica à vontade, só não repara a bagunça — disse Dona Elena ao abrir a porta — eu tô terminando de dar banho no Ailton.

As paredes repletas de quadros registravam a história de um casal que nunca subiu ao altar e nem teve filhos. Os momentos felizes me mostraram um homem negro, alto, forte e com talentos culinários, acompanhado de uma mulher que compartilhava a cor da pele e exibia sorrisos largos ao seu lado.

Esperamos na sala que ficava entre o banheiro e o quarto, acompanhados por uma maritaca agitada com a nossa presença. A ave emitia sons incompreensíveis para manifestar o estresse de receber visitas.

Após minutos de espera, notamos uma dificuldade para passar com a cadeira de rodas pela porta do banheiro.

— Tá tudo bem aí, Dona Elena? Precisa de ajuda?

— Cês me dão uma mãozinha aqui? Acho que a roda ficou presa — respondeu quase sem fôlego.

Para chegar ao banheiro, era necessário passar pela guardiã de asas verdes. Olhei para meu professor com uma expressão que dizia "socorro, eu tenho medo desse bicho".

Sorrindo, Igor caminhou de fininho em direção ao casal, tentando criar um vínculo com o pássaro:

— Ei, Lôro, Lôro, Lôro...

Como resposta, a ave inclinou o peito para frente do poleiro, estendeu as asas e abriu o bico, pronta para arrancar um pedaço da primeira orelha que cruzasse seu caminho.

Com sucesso (e sem perder nenhum fragmento de carne), Igor conseguiu chegar ao cômodo do qual Dona Elena tentava, em vão, retirar Seu Ailton. Pacientemente, meu professor desprendeu a roda e guiou a cadeira até o quarto do casal.

— Pois eu nunca pensei que um médico fosse tão bom para fazer manobras – disse Dona Elena.

— No SAD a gente faz de tudo, inclusive uns bicos como pilotos de fórmula paliativa – brincou Igor.

O bom humor é essencial no cotidiano com os pacientes e seus familiares. Naquela casa, ele parecia ser uma lei. Dona Elena, aos 73 anos, não deixava as brincadeiras de lado.

No entanto, sob a cama, Seu Ailton me chamou a atenção. Enfraquecido, não parecia estar nada satisfeito com a situação. Pensei que a nossa presença pudesse estar o incomodando, mas a entrevista médica me mostrou o real motivo.

Três anos mais novo que a esposa, ele cozinhou praticamente toda a vida em um restaurante famoso na cidade pelo sabor da comida e das pizzas servidas à noite. Insatisfeito com a aposentadoria forçada, ele desejava continuar trabalhando, mas a metástase cerebral o impedia até mesmo de andar.

Perguntamos sobre como haviam passado a noite. Elena disse que não dormiram quase nada, porque Ailton não conseguia ficar quieto.

— Ele tava agitado, doutor. Começava a pegar no sono e acordava. Aí ninguém dormiu.

— Seu Ailton, o senhor está com dor? – perguntou Igor.

A resposta foi curta:

— Tô não.

Apesar de ter negado, reparamos em sua face expressões que diziam o contrário. Somadas as alterações dos sinais vitais, era provável que Seu Ailton estivesse suportando mais do que deveria.

No dia seguinte, retornamos para reavaliar a situação. A casa não parecia ser a mesma. Faltava alegria e até a maritaca estava silenciosa. A noite havia sido difícil. Continuavam sem dormir e a exaustão de Dona Elena era perceptível. As olheiras destacavam os olhos cheios d'água.

Dividimos a equipe. Parte ficou responsável por cuidar de Seu Ailton, enquanto a outra parte voltou a atenção para a esposa-cuidadora.

— Meu primeiro marido foi ruim demais para mim, fiquei com ele por três anos. Quando me separei, encontrei o Ailton, que me disse que não importava de eu ser mais velha que ele. E não importou mesmo, me tratou a vida inteira como uma princesa – falou entre lágrimas – Homem igual a esse não existe, dotôra. O que eu vou fazer sem ele?

Do outro lado da casa, descobrimos que Seu Ailton sentia dor, sim, mas tinha medo de dormir e não acordar mais.

— Eu não quero deixar a Elena sozinha – repetia, firme.

As conversas seguiram pelos próximos dias. Toda a equipe se engajou no cuidado, até que o casal compartilhou um com o outro as preocupações.

Seu Ailton aceitou ser medicado e morreu dias depois, confortavelmente, segurando a mão do seu grande amor.

— Cê pode ir, meu bem. Vai tranquilo, com Deus.

O BOM HUMOR É ESSENCIAL NO COTIDIANO COM OS PACIENTES E SEUS FAMILIARES.

24
A MORTE É COMPANHEIRA

Há diferentes classificações para a morte, dentre elas, a eutanásia, que é praticada por um médico. Embora alguns países tenham avançado na discussão sobre o assunto, não acredito que seja o momento para o Brasil. Pelo menos, não enquanto os índices de qualidade de morte forem tão baixos por aqui.

De todo modo, há um mito que relaciona cuidados paliativos à eutanásia. A falta de informação faz com que esse equívoco continue se espalhando, mesmo que uma coisa não tenha nada a ver com a outra, afinal, a origem da palavra paliar vem de proteger. Portanto, os cuidados paliativos buscam a ortotanásia, isso é, a morte no tempo certo, sem dor ou sofrimento.

Já acompanhei diversos pacientes do SAD que morreram assim: confortáveis, com uma vida que não durou nem um minuto a menos que o programado pelas forças maiores. Foi dessa forma que Gustavo partiu.

Aos 46 anos, ele levava uma vida comum. Trabalhava duro, aproveitava seus momentos de descanso e curtia a companhia da mãe. A rotina mudou quando um câncer de origem desconhecida chegou aos seus ossos, pulmões e ao cérebro.

Acompanhando Igor, André e um residente que veio de Ouro Preto para conhecer o serviço, participei da primeira visita após a admissão pela enfermeira. Gustavo estava acamado, consciente e depressivo.

– Tô sentindo falta da vida que eu tinha antes. Queria conseguir andar. As pessoas do meu trabalho estão me ligando para tirar dúvidas de serviços que só eu sabia fazer – falou enquanto lágrimas ligeiras escorriam pelo rosto.

A família, ao redor, chorava junto.

– Cê vai sair dessa, meu filho. Eu tenho fé! – confortou a mãe.

Àquela altura, a equipe oncológica que havia solicitado a internação domiciliar já havia conversado com o paciente e as cuidadoras sobre o prognóstico. A orientação era fazer o máximo para que Gustavo evitasse o sofrimento e pudesse aproveitar cada segundo até o fim.

Dedicamos mais tempo a conhecer a história da pessoa que da doença. Graças a isso, pudemos compreender melhor os medos, as dores e as angústias que também precisavam de cuidados.

Abordar pessoas jovens com doenças que ameaçam a continuidade da vida é mais difícil para mim. A terminalidade me alerta para o agora e faz com que eu tenha vontade de sair correndo para procurar minha família. Então, preciso fazer algum esforço para manter o foco no paciente.

Uma semana depois, retornei à casa de Gustavo. Dessa vez, a moto estacionada na sala me chamou a atenção. A mãe logo explicou:

– Ele me perguntou se andaria na moto novamente. Então, eu avisei que a colocaria na sala, para ficar mais perto e ele andar quando as coisas melhorarem.

No quarto, encontrei um homem diferente do que havia conhecido. Inconsciente, frágil e abatido, Gustavo já mostrava que a despedida se aproximava.

Preocupei-me, então, com sua mãe. Como lidaria com a morte do filho?

Junto ao psicólogo da equipe, longas conversas sobre cuidar de quem cuida, finitude e milagres aconteceram nos próximos dias.

Ao ver que Gustavo sentia dor por todo o corpo, a família aceitou a sedação que ofereceu o alívio nos momentos finais. Os sinais vitais reduziram lentamente. De forma plena, as pessoas que ele amava estiveram ao seu lado até a partida.

– Sabe, Daniel... a morte é companheira – me disse Mônica. – Ela consola o inconsolável.

Gustavo foi embora na hora certa. Para o seu destino, não precisou da moto. Asas são mais rápidas.

Ortotanásia.

DEDICAMOS MAIS TEMPO A CONHECER A HISTÓRIA DA PESSOA QUE DA DOENÇA.

25
"ESTADO DE GRAÇA"

Ser o único serviço de cuidados paliativos da região impossibilita que todas as pessoas que precisam dessa atenção a recebam. Os limites geográficos e de recursos humanos impõem que os atendimentos ocorram apenas na área urbana. Assim, a própria população passou a se ajustar. Rita foi uma das muitas pessoas que deixaram suas casas na zona rural em busca dos cuidados promovidos pelo SAD.

Após uma longa internação hospitalar, na qual ficou com o corpo repleto de cortes devido à cama que não tinha sido preparada para confortar uma pessoa obesa, tomou uma séria decisão:

– Não vou para o hospital nunca mais.

Sua família aceitou a escolha. As filhas alugaram uma casa simples, improvisaram algumas coisas e garantiram o essencial para cuidar da mãe confortavelmente.

Na minha primeira visita, fiquei encantado com a educação daquelas pessoas. Serviram um café em copo descartável, porque toda a louça havia ficado na roça. Tímidas, perguntaram se a equipe se importava.

– Cafezinho a gente aceita de todo jeito – brinquei.

No exame físico, me envergonhei quando notei que o meu aparelho de pressão não servia no braço da paciente. A possibilidade de que o tamanho padrão não serviria para todos havia ficado esquecida na sala de aula. Diferente de mim, meu professor guardava um ideal na bolsa. Eu o peguei emprestado.

Apesar disso, Rita sentia muita dor quando a braçadeira a apertava. Pediu para que evitássemos aferir a pressão. Concordamos.

Nas próximas visitas, ainda que não pudesse andar, estava sempre alegre. Ouvia suas músicas favoritas e curtia a casa cheia, como gostava.

Morreu durante uma noite de sono. Disse às filhas que iria dormir. Não acordou mais.

Dias depois, a família pediu que fizéssemos outra visita. Dessa vez, para conversar e receber doações.

– Como tem sido esses últimos dias? – perguntei.

– A gente tá aprendendo a viver com a saudade dela, mas estamos em paz. Ela morreu em estado de graça, satisfeita, realizada. Não teria sido assim se estivesse no hospital.

As filhas decidiram doar as fraldas, a cadeira de rodas, a de banho e até mesmo a cama que haviam comprado após os cortes causados pela cama do hospital.

– Foi tudo comprado com o dinheiro que nossa mãe guardou. Serviu para fazer bem para ela, agora queremos que sirva para ajudar outras pessoas.

Na saída, depois de muitos abraços, lágrimas e copos de café, uma delas me disse:

– Meu sonho é que todo mundo possa ser cuidado assim.

– O meu também – respondi.

Vivemos em um mundo que prepara tudo para o nascimento. Confraternizações, fotos, roupas especiais, presente. No entanto, o momento da morte é tratado como se não importasse a forma de acontecer. Investir em cuidados paliativos como política pública do SUS é uma necessidade urgente.

Há muito o que desenvolver para que os brasileiros tenham qualidade de vida e de morte. Por isso, quero compartilhar histórias de quem teve acesso a esses cuidados e provar que o fim da vida também pode ser bonito.

QUERO COMPARTILHAR HISTÓRIAS DE QUEM TEVE ACESSO A ESSES CUIDADOS E PROVAR QUE O FIM DA VIDA TAMBÉM PODE SER BONITO.

26
QUANTO VALE UMA VIDA?

— Daniel, eu passo para te pegar mais tarde. Teve uma intercorrência aqui. Explico depois.

Foi isso que Igor me disse em um áudio, no horário em que havíamos combinado de retomar as visitas após o almoço de domingo. Notei que sua voz estava diferente. Havia um tom de preocupação que indicava algum problema.

Sem poder ajudar, peguei um livro e voltei para alguma história que nem de longe seria tão bonita quanto a que eu conheceria logo mais, com personagens da vida real.

Cerca de uma hora depois, quando nos encontramos, ele disse:

— Vou te levar na casa de um paciente nosso, mas será para ver o neto dele. Ele me lembra muito o seu irmão.

Então, meu professor me contou o que aconteceu mais cedo. A filha de Seu Francisco havia feito uma chamada de vídeo para Igor, o que não era usual. Assim que atendeu, foi surpreendido pelo rosto de Eric com os olhos virados e a pele azulada preenchendo a tela enquanto sua mãe pedia ajuda. "Doutor, me socorre, eu não sei o que está acontecendo com o meu menino".

Naquela hora, Igor estava a caminho do meu bairro, para me buscar. Ele mudou a rota e foi direto para a casa de Geane. Com pressa, não levou nem cinco minutos para chegar lá. Apesar do susto, já os encontrou melhores.

Provavelmente, o tubo que fica no pescoço de Eric obstruiu com alguma secreção e isso o deixou sem fôlego. Geane, mesmo no momento de desespero, lembrou-se de aspirar a traqueostomia na expectativa de obter algum resultado. Deu certo.

– As minhas pernas ficaram bambas, doutor. Eu fiquei com medo de acontecer o pior – me disse depois.

Quando entrei no quarto de Eric, dois grandes balões dourados pendurados no teto roubaram a minha atenção. 34 anos. O rapaz, já homem formado, estava deitado sobre uma cama adaptada e assistia a um filme da Marvel que passava na TV, pleno, como se nada tivesse acontecido pouco antes.

Tal como meu irmão, Eric não se comunicava com palavras. No entanto, seu olhar era expressivo, capaz de transmitir qualquer mensagem. De fato, Davi e ele eram parecidos. Vê-lo ali, naquela idade, mexeu comigo.

Diversas vezes, meus pais e eu sofremos pelas limitações de tempo impostas à vida de Davi de forma cruel por alguns médicos. Cinco, oito, dez, quinze, dezoito… Aparentemente Davi optou por somar todas as estatísticas, assim como Eric.

Com a saúde de Eric estável, quis então saber da sua história. Geane me contou sobre o diagnóstico, os desafios e os perrengues que passaram juntos para chegarem até ali. Ouvindo suas vivências, entendi o quanto é importante ter algum profissional disposto a cuidar de pessoas como Eric e Davi de acordo com os seus contextos, sem minimizar ou superestimar suas vidas.

Naqueles dias, eu passava por uma fase difícil, lidando com os meus próprios monstros. Havia saído de casa para estagiar com o desejo de ajudar, mas, na prática, eu quem havia sido ajudado.

Geane e Eric tornaram-se meus amigos e, sem saber, me ajudaram a ter ainda mais certeza de que eu estava no caminho certo. Decidi que queria estar ali, num domingo à tarde, aprendendo a cuidar de Erics, Davis, Geanes e Franciscos porque aquilo fazia a minha vida valer a pena.

27
(PALI)ATIVO NO AMOR

Em seus dez anos de existência, o SAD cuidou de Seu Francisco por cinco, fazendo com que ele se tornasse um dos veteranos da turma. Estar em internação domiciliar não o impediu de curtir a vida como deveria durante esse tempo.

Era cuidado pela filha e retribuía em forma de amor a ela e ao neto, Eric, com quem ele sempre celebrava a vida pela manhã. Aproveitava as companhias de sua família ao máximo, mas, como bom cavalheiro que era, não ficava sozinho. Experimentou a viuvez duas vezes e jamais desanimou de um forró.

Com seu jeito galanteador, aos 81 conquistou uma nova parceira de dança. Carolina, trinta anos mais nova, havia acabado de ficar viúva. Saíra de um relacionamento difícil, que lhe causava muito sofrimento. Foi agredida, maltratada e só teve sossego após a morte do esposo.

Juntos, Carolina e Seu Francisco construíram uma relação que funcionava mais como uma amizade que um namoro. Passeavam, dançavam e festejavam a possibilidade de estarem juntos.

Ele saía de casa com seu carro, parava em frente à casa da companheira, descia e abria a porta para que ela pudesse entrar. Gentil como poucos.

– Eu quero ser igual a você um dia, Francisco – Igor sempre dizia, referindo-se a postura dele diante das pessoas.

Quando sair de casa passou a ser algo mais difícil, Carolina passou a visitá-lo com mais frequência. Conversavam por horas a fio. Sorriam. Recordavam os bons momentos. Eram felizes juntos, de um jeito que ela especialmente jamais conseguiu ser no casamento. Seguiram assim até a morte de Francisco.

Geane gostava de ver o pai assim, ativo e animado para viver.

Aos 96 anos, as coisas começaram a ficar mais difíceis. As dores aumentaram, mas ele insistia em não chamar o SAD, ainda que gostasse de quem trabalhava na equipe. Tinha pavor de médicos e enfermeiros. Por isso, qualquer tratamento só acontecia depois de muita conversa.

Um mês e meio após a sua morte, revisitei a casa onde morava com Geane, Eric e o genro para saber como as coisas estavam. O luto é um processo doloroso. Ter com quem dividir a jornada costuma ajudar a diminuir a angústia.

— Ele já estava começando a perder o gosto de viver. Foi na hora certa, porque não aguentava viver de forma diferente da qual ele estava acostumado.

— Como foi a despedida? – perguntei.

— Ele passou por três dias complicados. Cuidei e fiquei ao seu lado o tempo todo. Na noite em que descansei, foi minha filha do meio quem ficou com ele. Ela disse que ele foi tranquilo, que o barulhinho que fazia foi diminuindo, sem sofrimento algum.

— Como você está agora?

— Eu tô me acostumando com a ausência. Agradeço por ele ter vivido 96 anos tão bem e por eu ter conseguido cuidar dele e do Eric ao mesmo tempo, ainda que tenha sido tão difícil. Meu pai tinha sede de viver, por isso ele viveu com tanta vontade.

28
CONSPIRAÇÃO DO SILÊNCIO

Aprender a entrevistar pacientes é um dos maiores desafios que um estudante de Medicina enfrenta. Examinar, interpretar imagens e dados de laboratório é fácil diante de uma boa anamnese.

Uma pergunta mal-feita pode levar a consulta por um viés errado. Não ler o que o paciente diz sem usar palavras pode fazer com que ele volte para casa sem chance de melhora.

Na faculdade, a disciplina que nos ensina, dentre outras coisas, a entrevistar é chamada Semiologia. Nela, os alunos começam a ver a Medicina de perto e sentem-se, de fato, futuros médicos. Privilegiada, a minha turma teve a oportunidade de praticar, nas casas dos pacientes atendidos pelo SAD, aquilo que nos era ensinado na sala de aula.

Por várias semanas, as manhãs de quinta-feira foram marcadas por aprendizados que nenhuma outra experiência poderia oferecer, sempre em dupla com Neto, meu amigo e colega de estudos. No entanto, a manhã mais marcante foi a primeira.

Dentro do carro, combinamos que Neto entrevistaria e eu faria o exame físico de abordagem.

Recém-admitido no serviço de internação domiciliar, Seu Charles era pai de três mulheres que, além dele, cuidavam da mãe e do irmão, o único filho do casal, que nasceu com deficiência intelectual. Com o adoecimento do pai, as filhas passaram a cuidar de três pessoas ao mesmo tempo.

A casa modesta tinha paredes coloridas. Logo na entrada, de frente para a rua, havia uma prateleira improvisada para abrigar produtos de beleza vendidos por uma das moradoras. Um carrinho verde em formato circular usado por vendedores de água de coco era o único veículo estacionado na garagem.

Fomos recebidos com alegria. A mãe na cadeira de rodas, de frente para a TV, o filho sentado no sofá e as três filhas de pé insistiam para que aceitássemos um cafezinho. Não podíamos negar.

Conversa vai, conversa vem... nossa professora lançou uma pergunta:

– Vocês já conversaram com ele sobre o que está acontecendo?

De repente, as únicas palavras que se ouviam eram da Ana Maria Braga, vindas da TV. As vozes da família silenciaram.

– Não! Ele não pode saber, doutora. – finalmente revelou uma das filhas o que se passava na mente das outras duas.

– Vocês não acham que ele merece saber? – disse Mônica. – Acho que a sinceridade é sempre bem-vinda numa casa tão amorosa.

– Se ele souber, vai desistir de lutar. Não queremos que isso aconteça – respondeu a mais nova.

É comum ouvir pessoas que comparam o câncer a uma guerra, como se a morte pela doença significasse a derrota. Nesse caso, o "desistir de lutar" surge como o medo de uma família que ainda enxerga no diagnóstico uma batalha. Esse pensamento é reforçado pela imprensa que, frequentemente, divulga manchetes com a metáfora bélica.

Embora eu já houvesse acompanhado atendimentos onde a conspiração do silêncio imperava na família, me preocupei com a forma que Neto e eu lidaríamos com o paciente durante o encontro.

Quando as filhas nos levaram até o quarto de Seu Charles, encontramos um homem na casa dos setenta anos, deitado na cama, encarando o teto. A pele enrugada mostrava as marcas do tempo. O corpo magro revelava uma perda de peso considerável nos últimos meses.

Após sermos apresentados pela professora, Neto começou a entrevista:

— Seu Charles, o senhor sempre morou em Caratinga?

— Eu nasci na roça, em São João do Jacutinga. Mas mudei pra cá depois de casar. Vi esse Caratinga crescer.

— E com o que o senhor trabalhava?

— Arrumei um emprego como maquinista, mesmo sem saber nada. Consegui aprender a lidar com a patrola da empresa em que eu trabalhava. Ajudei a abrir muito lote onde o povo mora agora.

— E esses últimos tempos, como têm sido? — perguntou meu amigo.

— Ruim — respondeu firme. — Muito ruim. Não tô conseguindo fazer mais nada.

Meu amigo olhou para mim, como quem pede ajuda. Retribuí com uma expressão clara de "não sei o que fazer". Nós dois olhamos para Mônica, a professora que havia nos colocado naquele desafio.

— Seu Charles, o senhor sabe o que está acontecendo? — perguntou Mônica.

Silêncio.

— Eu sei.

Pensei que fosse óbvio. Certamente teria ouvido alguém cochichando por aí, ou lido em algum exame guardado na pastinha verde sob a mesa de cabeceira.

— Eu tô morrendo — completou antes que Mônica continuasse. — Eu fui o primeiro a saber.

Descobri que Seu Charles era analfabeto, por isso, não havia lido nenhuma informação. Também não havia sido comunicado pelos oncologistas, nem pelas filhas. Ele sabia porque era dono de si mesmo.

Quando terminamos o atendimento, contamos para as filhas sobre a conversa.

— Não é possível! — exclamaram em uníssono.

Impossível era esconder de um homem até então saudável que ele estava doente. Seu Charles não sabia o que era o peritônio, nem o ponto exato onde o câncer começara. Mas não precisava disso para acreditar que "os exames não haviam dado nada" mesmo diante das fortes dores que sentia até então e da fraqueza que o impedia de andar.

Naquela manhã, vi lágrimas percorrendo as faces de três filhas que faziam de tudo para cuidar da família. Coube à equipe do SAD abraçar os seus medos, confortar as dores e cuidar não apenas do paciente, mas também de quem cuidava dele.

Seu Charles morreu, mas não "perdeu a batalha". Por mais difícil que a vida seja, a morte não é um fracasso.

**POR MAIS DIFÍCIL
QUE A VIDA SEJA,
A MORTE NÃO É UM
FRACASSO.**

29
"EU TÔ PRONTO"

Passamos a vida inteira fingindo que a morte não é uma realidade. Trocamos o "quando eu morrer" por "se", como se o fim fosse uma opção.

No SAD, conheci algumas pessoas que lidaram bem com a própria morte. Uma delas foi Seu Antônio.

Com 86 anos e em cuidados paliativos exclusivos há dois, ele aguardava a sua hora com bom humor. O derrame não tirou seu sorriso, só o deixou diferente. A neoplasia de bexiga o obrigou a usar fraldas, mas não o impediu de alegrar a esposa e a filha, que dividiam os cuidados.

Era simpático. Radiante. Achava graça do próprio sofrimento e, quando a dor pesava, consolava as pessoas que o amavam.

– Seu Antônio me disse ontem que está pronto. – falou Igor.

– Pronto para quê? – perguntei.

– Para morrer.

Impressionava-me com o fato de alguém falar assim, com tanta tranquilidade, sobre a própria morte. Será que ele estava confuso? Pensei que pudesse ser um dano causado pelo avanço do câncer, mas não era. O paciente, de fato, estava preparado para partir.

Como quem pretende viajar para um lugar distante, sem data para voltar, ele convidou pessoas queridas para visitá-lo e anteciparem suas despedidas. Os amigos que ainda estavam vivos, os parentes e os companheiros da igreja compareceram em peso.

— Para com isso, homi. Cê tá bão — diziam —. Ainda não é a sua hora.

Não era, por enquanto, mas Seu Antônio sabia que o fim estava próximo. Não queria deixar nenhuma pendência para trás. Garantiu que a filha tivesse acesso aos seus dados bancários, agradeceu a esposa pela união e escolheu como seria o velório.

Em nosso último encontro, perguntei a ele qual era o segredo para estar tão calmo.

— Eu me lembro das coisas boas, do que valeu a pena — respondeu. — Tô tranquilo porque sei que Ele tá cuidando de mim.

Em um mundo tão difícil, ter uma âncora para se firmar é uma dádiva. A firmeza de Seu Antônio vinha da espiritualidade. Não era a religião em si, mas a crença de que tudo tinha um porquê.

— O senhor vai morrer igual a um passarinho? — perguntei.

— Vou voar para os braços de Jesus.

E assim ele foi.

**EM UM MUNDO
TÃO DIFÍCIL, TER
UMA ÂNCORA PARA
SE FIRMAR É UMA
DÁDIVA.**

30
POSSO CURTIR UM PAGODE?

Longe do centro de Caratinga, chegamos a uma casa simples sem reboco em uma rua de terra. Sem saber qual o caso da vez, minha colega e eu seguimos nossa professora enquanto ela conversava com uma mulher preta de meia idade, com um lenço na cabeça. Ela falava e sorria como se não tivesse nenhum problema.

– Onde o Iago está?

– Tá no quarto, dotôra, jogando videogame. Acredita?

– Ô, Iago! Eu vou entrar aí para te tirar da frente dessa TV, hein! – brincou Mônica, da sala.

Entramos no quarto de um rapaz que parecia ter a minha idade. Eu logo vi a pasta verde sobre a cômoda, mas não consegui encontrar o paciente.

– Tá terminando aí? – perguntou nossa professora. –Trouxe dois alunos para te conhecerem.

– Consigo pausar aqui, tá tudo certo – respondeu Iago.

Demorei para entender que aquele jovem de vinte e poucos anos era a pessoa que demandava a assistência da equipe.

Um dos maiores tabus paliativos é pensar que apenas idosos, na reta final de uma doença, precisam dos cuidados. De fato, esses pacientes representam a maioria dentre os atendidos pelo SAD, mas não são os únicos.

Iago descobriu um câncer testicular dez meses antes do nosso encontro. A doença avançou rapidamente e chegou ao cérebro, causando algumas crises convulsivas que assustavam a sua mãe de tempos em tempos.

Logo após o diagnóstico, a empresa em que ele trabalhava o demitiu. Embora seja uma atitude ilegal, o processo ainda estava parado na justiça e Iago não conseguiu uma aposentadoria pelo INSS. Começou a vender camisas de futebol e nos recebeu devidamente vestido com um manto do Flamengo. Em meio às injustiças da vida e à quimioterapia paliativa, Iago e a mãe permaneciam esperançosos e animados.

A visita do dia tinha o objetivo de solicitar alguns exames antes da próxima quimioterapia. Iago estava bem, mas parecia guardar uma preocupação. Após a conversa, o exame físico e um café gostoso, ele soltou:

– Agora quero perguntar o que me interessa de verdade... – Iago fez uma curta pausa e nos entreolhamos. – Eu não vivo sem pagode e dia 27 de agosto vai ter o meu favorito em BH. Eu posso curtir um pagode?

– Pode! – respondi rápido e sem pensar que a decisão, na verdade, não cabia a mim. Olhei para a professora praticamente implorando para ela dizer "sim".

– Do jeito que você está agora, dá para ir e aproveitar muito – disse Mônica.

Iago sorriu e contou o quanto estava animado para viajar e ouvir Sorriso Maroto. O prognóstico do câncer não era uma sentença de que a vida estava acabada.

Assim como cantava a letra do pagode, Iago aceitou a vida como ela é. Ele escolheu aproveitar cada minuto até o fim do show.

O PROGNÓSTICO DO CÂNCER NÃO ERA UMA SENTENÇA DE QUE A VIDA ESTAVA ACABADA.

31
A BELEZA QUE TRANSCENDE O FÍSICO

Dona Inês tinha 62 anos quando nos conhecemos. Era um fim de tarde de inverno, daqueles em que o céu fica vermelho no pôr do sol e os mais velhos dizem "olha lá, o frio tá vindo".

As entrevistas de admissão são as mais longas. A equipe dedica um tempo considerável ao paciente para conhecer a pessoa, sua história, a história da doença, um pouco da família, da rotina, do contexto social e elaborar a lista de problemas.

Quando chegamos a sua casa, Dona Inês estava sozinha, enrolada em uma coberta de oncinhas que escondia a pele enrugada, frágil e marcada pelas costelas. Pesava apenas 32 quilos. Fraca, mal conseguia falar.

— Oi. Escutei os passos de vocês na escada, então eu subi — disse a nora, com um bebê no colo, entrando pela porta da sala.

Fizemos as devidas apresentações. Descobrimos que Dona Inês era cuidada pela esposa do filho, que morava no apartamento de baixo. Era um prédio do "Minha Casa, Minha Vida", onde residiam dezenas de famílias que realizaram o sonho da casa própria graças ao programa de habitação federal.

Dona Inês não conseguiria contar a sua própria história porque o câncer no esôfago havia afetado as cordas vocais. Além disso, ela tossia o tempo todo, sem parar. Notei que enquanto a nora narrava, Dona Inês segurava o choro. Cada lágrima ligeira que escapava era interceptada antes de correr até a metade do rosto.

As mãos finas, cheias de pulseiras com miçangas coloridas, tentavam apagar o sofrimento de uma vida difícil. A mãe, que havia se esforçado tanto para cuidar da família, tinha dois netos, mas não conseguia aproveitar a companhia deles pela falta de força.

Queria voltar a sentir o gosto da comida. Há meses só se alimentava através de uma sonda no intestino.

– Minha boca enche d´água, tô aguentando isso não – confessou com dificuldade.

Os olhos tristes daquela mulher fizeram brotar lágrimas nos meus. Também segurei o choro.

– Tá tratando tem três anos, mas esse mês agora acaba – disse a nora sobre a quimioterapia.

– Graças a Deus – sussurrou Dona Inês. – Tô cansada.

Sobre a doença, não me lembro muito para contar. Mas, sobre Dona Inês, me lembro de uma mulher vaidosa, que usava pulseiras, cordões e pintava as unhas. Ela gostava de ver TV, de apreciar o céu e escolher suas próprias roupas.

O primeiro atendimento mostrou que inúmeras atitudes precisavam ser tomadas para confortá-la.

Saí de sua casa com um nó na garganta. Eu queria transmitir esperança, mas não sabia como. Naquela história, eu torcia por um final feliz. Queria tomar a caneta das mãos de quem escrevia só para aliviar seu sofrimento.

Precisava dar um passo.

Motivar um sorriso.

Fazer aquela pessoa sentir que valia a pena estar viva.

Como?

No banco de trás do carro, enquanto meu professor dirigia e discutia o caso com uma enfermeira, chorei um pouco. Deixei as lágrimas desbravarem minha pele, até pularem do queixo.

Quando cheguei em casa, gravei uma mensagem de voz para a minha mãe:

— Bença, mãe, tô com saudade. Me diz aonde devo ir para comprar uma pulseira e um cordão para presentear uma paciente? Ela é muito bonita. Acho que vai ficar feliz.

Pouco antes de morrer, Dona Inês sentiu-se à vontade para compartilhar um de seus desejos:

Meu sonho é arrumar a minha orelha, para voltar a usar brincos. Será que tem como?

Em nossos encontros, as unhas, pulseiras e cordões roubaram minha atenção. Eu não observei que os furos estavam rasgados, provavelmente pelo uso de bijuterias pesadas por um longo tempo.

O sonho de nossa paciente era alcançável. Igor decidiu realizar o pequeno procedimento cirúrgico em casa, com segurança e cuidado. Dona Inês ficou radiante.

Três dias depois, pela evolução natural da doença, ela morreu.

Será que anjos usam brincos?

32
BÊNÇÃO

Entrar na casa de alguém para cuidar é um verdadeiro privilégio. A atenção domiciliar exige do profissional de saúde competências que quase nunca são inatas, exigindo que ele se dedique a aprimorar sua capacidade de atender longe da estrutura de um consultório. É um desafio quando descemos do carro e entramos em realidades paralelas, que jamais imaginaríamos que existiam só olhando pela fachada da rua.

É dentro de casa que a vida acontece. A equipe que trabalha nesse contexto acessa diversas vidas, de várias formas, em fases completamente diferentes.

Entrar na casa de Dona Graça também foi como entrar na sua própria vida. Internada por problemas respiratórios e cardíacos, ela esbanjava simpatia e sentia prazer ao contar um pouco de seus 92 anos de história para nós.

Agradecida pelos cuidados que recebia da equipe e de Seu Chico, seu irmão de 82 anos, dizia se sentir muito bem. Os dois não tiveram filhos, moravam juntos desde sempre e serviam de companhia um ao outro.

– Bom dia, Dona Graça! Meu nome é Daniel, sou aluno do André, do Igor e da Mônica.

– Oia só! Tão novinho assim e já tá estudando pra médico?

– Eu tô. – Sorri. – Hoje eu vim conhecer a senhora e aprender com eles.

– Menino, ocê tá aprendendo com a gente mais certa. Eles são uns anjos na minha vida e na do meu irmão. É difícil ficar assim, sabe? Mas o carinho que ocês passam pra gente faz bem demais – respondeu com os olhos brilhando.

Educada e receptiva, conversou comigo durante o exame físico como se já nos conhecêssemos há anos. Na despedida, agachei perto da cabeceira da cama, fiz um cafuné e agradeci pela receptividade.

Então, Dona Graça levantou a mão direita, a direcionou para a minha cabeça e disse:

– Deus abençoe ocê. Que te dê muita sabedoria para ser um médico desses bão e cuidar dos zoto tão bem quanto esse pessoal tem cuidado de mim.

Cuidar é uma forma de amar o outro.

Amor é espiritualidade.

CUIDAR É UMA FORMA DE AMAR O OUTRO.

33
DOIS PÁSSAROS EM DIREÇÃO AO INFINITO

Até mesmo quem lida com a morte esquece que ela bate na porta de todos. Em uma terça-feira comum, a morte entrou na nossa casa e levou Davi, meu irmão gêmeo.

Pensei em dizer que ela entrou sem pedir licença, mas a verdade é que sinais haviam sido dados. Quatro meses antes, Davi havia passado vários dias no hospital, sem um diagnóstico preciso, com uma febre que não passava, provavelmente causada pela degeneração de sua síndrome rara.

Na noite anterior a sua morte, Davi foi levado ao pronto socorro por nossos pais, que notaram o retorno da febre e uma estranha sonolência. Passou por diversos exames e, sem encontrar algo que justificasse a internação, o médico preferiu dar alta. Antes de saírem do pronto socorro, Davi sorriu lindamente para nossa mãe que registrou o momento com uma foto e compartilhou comigo.

Assim que recebi o clique, notei o sorriso largo de quem me acompanhou a vida inteira e dormi tranquilo. Pensei que, no dia seguinte, algum dos médicos que o conheciam de longa data optaria pela internação. Mais uma para somar as dezenas que já havíamos enfrentado juntos.

Não foi assim.

Em nossa casa, na área rural de um município vizinho a Caratinga, Davi entrou em um sono eterno. Nossa mãe passou a noite em claro, cuidando, preocupada. Ela sabia que algo estava diferente.

Na manhã seguinte, Davi voou.

Sem tubos invadindo seu corpo e sem o barulho constante dos aparelhos de UTI, Davi morreu nos braços de quem nos deu a vida. Seguro e amparado até o último segundo.

Uma ambulância os trouxe para Caratinga em alta velocidade, mas meus pais já saíram de casa cientes de que havia chegado o fim.

Vivemos um pesadelo. A dor dilacerante do luto, os comentários nada reconfortantes insistindo que "ele descansou" e a saudade de uma vida colorida pelo sorriso de Davi.

A vida continuava, os compromissos da faculdade aguardavam o meu retorno e eu ainda não havia compreendido o quanto a vida mudara de uma hora para outra. Um dos principais sentimentos presentes nos primeiros dias foi a revolta: por que o plantonista não o internou? Cheguei a pensar que, se estivesse em um hospital, a vida de meu irmão poderia ter sido poupada. No entanto, eu sabia que não era verdade.

Embora fizesse uso das melhores medicações disponíveis até o momento, Davi morreu pela progressão natural da doença. A única coisa que um hospital poderia causar seria dor, afinal, ele se sentia desconfortável naquele ambiente, não gostava de agulhas, cateteres e qualquer coisa que o invadisse.

Meu irmão não "descansou". Ele viveria mais um milhão de dias se pudesse.

Davi morreu naquela terça-feira porque a vida acontece em dias comuns, do nascimento até a morte.

Eu escolhi ser médico para cuidar dele e comecei a escrever porque queria contar a nossa história. Não faço ideia de como será me formar sem ter a presença física do meu irmão, nem como lidar com a data do nosso aniversário sem cantar parabéns e vê-lo sorrir, mas tenho certeza de que Davi dividirá a vida comigo para sempre.

Afinal, o amor não acaba quando uma pessoa morre. Pelo contrário, ele se multiplica para ir além daquilo que as mãos podem tocar.

Infelizmente, Santa Bárbara do Leste, a cidade onde crescemos, carece de uma equipe de saúde multiprofissional capacitada para o atendimento domiciliar em cuidados paliativos, como o SAD de Caratinga. A assistência que narrei aqui, em todas as outras crônicas, precisa de ampliação para que outros Davis não lidem com os desafios que meu irmão lidou.

Fortalecer os cuidados paliativos no SUS é uma questão urgente, de vida e de morte. Romper o silêncio e conversar sobre a finitude é o primeiro passo para que mais histórias tenham um final feliz.

Apesar de tudo, Davi morreu como um passarinho. Em nosso desenvolvimento, eu engatinhei e disse as primeiras palavras primeiro, mas meu irmão gêmeo completou o ciclo da existência humana antes de mim. Suas asas abriram e Davi voou para o infinito sabendo que um dia voaremos juntos novamente. Até logo, meu amor.

**DAVI VOOU PARA
O INFINITO
SABENDO QUE UM
DIA VOAREMOS
JUNTOS
NOVAMENTE.**

POSFÁCIO

Adentrar domicílios para prestar cuidados de saúde é uma tarefa no mínimo delicada – ainda mais se estes cuidados são em tempos de finitude previsível. Toda a família está afetada, a convivência diária com o fim que se aproxima é muito sofrida e a postura dos profissionais é colocada à prova. Mais do que títulos, conquistas acadêmicas e reconhecimento científico, nesse momento o que vai importar é o grau de humanidade para acolher e cuidar da pessoa e da família, promovendo, na medida do possível, condições para que os momentos finais sejam de harmonia e serenidade para todos os envolvidos. Este sim é O GRANDE DESAFIO.

Este desafio passa pela busca incessante da autonomia, não só como direito, mas como espaço de liberdade e evolução de cada ser humano. Na atenção domiciliar, quanto maior a autonomia para o paciente, a família e os profissionais, mais o processo de trabalho torna-se, de fato, transformador.

O que Daniel Dornelas nos traz, neste comovente livro de histórias de amor e cuidado no ocaso da vida, é esta desejável transformação. Traz a prova da potência que a atenção domiciliar tem em si – e de maneira exemplar numa equipe que já existe há 10 anos em Caratinga, cujas características maiores são as de humanização aliada à boa técnica e ao compromisso. Sua capacidade de diálogo, seu olhar sensível, amplo e profundo sobre as necessidades da pessoa cuidada e seu entorno mostram o retrato mais fiel do que almejamos para o SUS, especialmente quando se trata de cuidados paliativos.

Nestes momentos, o bom cuidado em casa faz toda a diferença: resgata sentidos, liberta de pendências afetivas, mostra que a morte pode e deve ser vista como um momento ímpar de significado para todos os envolvidos. Se bem conduzido, fica como o coroamento exitoso de toda uma existência.

Por fim, minha felicidade é enorme ao perceber a qualidade do trabalho e seus frutos, quando realmente uma, das mais de duas mil equipes do programa federal que coordeno, o "Melhor em Casa", consegue sensibilizar um jovem estudante ao ponto de produzir relatos sobre aquilo em que tanto acredito e que tem sido meu propósito nos últimos vinte e cinco anos: o porquê é "Melhor em Casa".

Este valioso livro vem reforçar a beleza, o sentido e a incrível potência dessa forma de cuidar, e consolidar premissas preciosas de nosso SUS: a empatia, o trabalho em equipe, a humanização de um cuidado oportuno, eficaz e responsável. Ainda mais neste ano de 2024, quando a Política Nacional de cuidados paliativos, que também está sob nossa condução no Ministério da Saúde, enfim foi aprovada e começará a ser implantada em todo país. Aqui enxergamos porque o lugar natural da vida – e da morte – é em casa.

Obrigada, Daniel. Sua contribuição é muito maior do que você consegue imaginar!

Brasília, fevereiro de 2024.

Mariana Borges Dias
Coordenadora geral de Atenção Domiciliar
Ministério da Saúde

AGRADECIMENTOS

A minha história não foi escrita sozinha. Ela foi sonhada junto a Davi e aos meus pais. Sem eles, nada disso seria realidade. Sonhar que um menino pobre, da roça, que sempre estudou em escolas públicas conseguiria uma bolsa para se formar médico parecia um delírio.

A Medicina surgiu para mim como uma necessidade. Desde criança, eu me sentia chamado a cuidar, graças às vivências com Davi. Ter um irmão gêmeo e não poder ir com ele para a escola, brincar juntos na terra e levar uma vida como outras famílias, quando éramos crianças, me entristecia porque gostaria que a realidade fosse diferente. Acho que foi somente por volta dos oito anos de idade que entendi o quanto aquilo que nos diferenciava fortaleceu a nossa relação.

Davi fez com que eu sonhasse em ser médico, também foi por ele que decidi ser escritor. Lembro-me de quando desejava ler famílias atípicas nos livros e não encontrava. Prometi para nós dois que contaria histórias como a nossa.

Ainda hoje, no quarto ano da faculdade e lançando o primeiro livro, chego a pensar que isso não é real. Enquanto o mundo me dizia "não", meus pais diziam "sim". Ao meu pai, agradeço por segurar o cabo da enxada para que eu pudesse estudar. À minha mãe, obrigado por me inspirar a seguir em frente, mesmo diante de tantas dificuldades, e por celebrar cada conquista como se eu fosse a melhor pessoa do mundo.

Obrigado aos meus avós, que motivam cada passo que dou. Vó Nair e Vó Maria são sinônimos de força. Vô Ninico foi quem inspirou o título do livro e Vô Raimundo, embora nunca tenha aprendido a ler, certamente seria o primeiro a comprar um livro e me abraçar no evento de lançamento.

Pedro, meu bem, obrigado por dividir a vida comigo e por afagar meu choro. Alinhamento milenar, você não acha?

Em nome de Marília, Josiane e Monique, que revisavam meus textos e diziam que eu tinha talento, agradeço aos servidores das escolas Monsenhor Rocha e Engenheiro Caldas, onde estudei.

Ao trio (André, Igor e Mônica) que carinhosamente apelidei de Turma da Mônica, obrigado por me ensinarem a praticar uma Medicina que toca almas. Vocês três são as minhas grandes inspirações para cuidar de gente, compartilhar conhecimento e fazer o que precisa ser feito.

À toda a equipe do SAD de Caratinga, muito obrigado por me acolher e por cuidar dos nossos pacientes com tanto carinho. Em 2023 vocês completaram dez anos de um trabalho que é referência para o país. Este livro é uma homenagem a vocês.

Aos pacientes e seus familiares que me receberam sempre tão bem, obrigado por me ensinarem a ver a vida com outros olhos.

À Sara Xavier e à Elenice Teixeira, obrigado por me guiarem de onde estiverem. Saibam que penso em vocês sempre que toco num paciente.

Aos amigos, familiares e apoiadores incondicionais da minha jornada, tenho sorte por ter vocês comigo.

Obrigado à equipe da Oficina Raquel que acreditaram e investiram em *Para morrer como um passarinho*.

Agradeço ainda aos queridos Alexandre Coimbra Amaral e Mariana Borges Dias, que aceitaram o convite para escrever o prefácio e o posfácio, respectivamente. Xande é uma das minhas maiores referências na escrita, suas palavras ensinam sobre a beleza do existir e acalmam minha alma. Mariana é uma médica que luta pela atenção domiciliar no Brasil, e *Para morrer como um passarinho* não existiria sem a sua dedicação ao Programa Melhor em Casa.

Agradeço a você, leitor, que chegou até aqui e me presenteou com sua companhia. Fernando Pessoa disse que "ler é sonhar pela mão de outrem". Obrigado por sonharem comigo.

Amo vocês!

Daniel Dornelas

O

Este livro foi composto em papel polen soft 80g

e impresso em outubro de 2024.

Impressão e acabamento: Gráfica Plena Print

Que este livro dure até antes do fim do mundo.